手術室の中へ

弓削孟文
Yuge Osafumi

a pilot of wisdom

目次

写真提供＝弓削孟文
イラスト制作＝イエローバッグ

はじめに

私は麻酔科（広島大学医学部附属病院では麻酔科・蘇生科）の医師である。

唯一合法的に「患者さんのからだにメスを入れ傷をつける」手術という医療から、患者さんの生命を守るために考えられる、あらゆる医療支援を行う医師である。

その最大の仕事が、麻酔という医療を行うことである。

麻酔は、手術という外傷によってからだにもたらされる苦痛や衝撃を和らげることができる。

しかしその反面、麻酔は生きているからだのあらゆる機能を落とす医療でもある。

そのような麻酔が必要不可欠であり、しかもからだに傷を負わせる「手術」という医療は、誤解を恐れずにいえば「死と隣り合わせ」の医療なのである。

患者さんやその家族の大部分は、そのことを知らない。あるいはそのことに無頓着《むとんちやく》である。手術をすれば治る、麻酔をすれば痛くない、というメリットばかりが頭に浮かぶからだ。

手術とはどういう医療か、麻酔をすることによってからだに何が起こるのか――医療が進歩し、手術を受ける機会が格段に増えてきた今、その基本的なところは、ぜひ知っておいていただきたい。そして、手術を提案されたとき、ただ「お任せします」と答えるのではなく、その実体を十分理解したうえで、主治医や私たち麻酔科医たちと、そして家族や友人たちと一体になって、手術に立ち向かってほしい。そうすることが手術を成功させ、治癒《ちゆ》に向かって大きく前進することになる。

この本は、手術する外科医たちとも、また、手術を受ける患者さんたちとも日々接しているだけでなく、手術を受ける患者さんの代弁者ともなっている麻酔科医による、手術室からのメッセージである。本書を読むことによって、手術や麻酔の基本的なことがわかっていただけると思う。

第一章　手術入門

【実例1】主治医と患者さんとのズレた会話

医師と患者さんとのあいだで次のような会話が交わされるのはめずらしいことではない。どこかズレているのである。

患者さんに病気の状態や治療の説明をしたりする「説明室」で、主治医の斎藤（仮名）が患者の原田さん（仮名）に話しかけた。

「原田さん、あなたの病気についてですが……特発性血小板減少症という病気で、脾臓《ひぞう》のはたらきが異常になっています。そのために血小板が壊れすぎて出血しやすく……」

ここで原田さんがさえぎった。

「先生、難しい説明はいりません。お任せしていますから。どんな治療が必要なのか、それだけを教えてくれませんか？」

「原田さん、自分の病気のことだから少しは知っておいたほうがいいのではないですか？　奥さんには詳しく話しておいたのですが、何かお聞きになりましたか？」

「家内とは病気の話をしませんので、何も聞いていません」

「そうですか」

斎藤は困惑したが、患者さんの希望にしたがうことにした。

「では治療のことですが、現在のところ脾臓を摘出するという手術以外には、よい治療方法はないと思われます」

「ほかに治療方法はないということですか？」

「ない、と言い切れるわけではないのですが、外科医の私としては脾臓を摘出するのが一番よい治療方法だと考えています」

「先生がそうお考えなら、そのようにしてください。私は治してもらえさえすればいいのですから」

「いえ、そういうふうに言われても困ります。私の話を十分に聞いてきちんと病気を理解していただいたうえで、お返事をしていただきたいのです」

「先生に、すべてお任せします。よろしくお願いいたします」

「待ってください。合併症の話も今からしますので……」

「もう、お任せしたわけですから、何があっても文句を言ったりはしませんよ」

「いやいや、そういう問題とは違います。このままでは私も手術に専念できません。とにかく、明日もう一度奥さんと一緒においでください」

「家内には、私から説明しておきますよ。ところで手術をするときは全身麻酔がかけられるのでしょうね？」

「麻酔については麻酔科の先生が決めるのです。多分全身麻酔でやると思いますが、硬膜外麻《こうまくがい》酔という背中からの麻酔も併用すると思いますよ」

「背中からの麻酔？　痛いのでしょうね？」

「実際の手術日が決まったら麻酔科で診てもらうようになりますから、そのときによく聞いてください。その前に、手術についての説明は聞いてもらわなければなりません」

「わかりました。明日家内を呼ぶことにします。家内に説明してください」


私たちは怖いことや嫌なことがある場合、現実を直視することを避けようとする。手術を受ける場合もそのような傾向がある。

しかし現実を直視して、何が起きているのか十分に理解するように努めなければならない。

インフォームド・コンセントと手術の承諾

「手術をしましょう」と言われたとき、大部分の人は「よろしくお願いします」と頭を下げ、同意書にサインする――。

しかし、手術をするということが、いったいどういうことか、しっかり知ったうえでの「お願い」なのだろうか。医師を信頼することと、無条件で医師の手に身を委《ゆだ》ねることとは、似ているようでまったく違う。

本当に医師を信頼して身を任せるためには、これから自分（あるいは家族・友人など）の身に起こることを十分知っておかなければならない。

そのうえで、担当の医師はもとより、その医師を中心としたチーム、たとえば、研修医のような若い医師から部長など責任ある立場の医師、さらに、関連するほかの科の医師、検査をするときの技師、看護婦、婦長などたくさんの人たちがベストを尽してくれることを信じたいものだ。

医療行為について患者さんの同意を必要とする「インフォームド・コンセント」の重要性が叫ばれる時代になったとはいえ、まだ不十分なインフォメーション（説明）とコンセント（同意）しか行われないケースが多いのではないだろうか。真のインフォームド・コンセントがなされるには、十分な理解と信頼が相互になくてはならない。

手術については、それが自分や家族などをいったんは生命の危機にさらす医療であるにもかかわらず、知らないことが多すぎるようである。

ここではまず、手術という医療行為が、具体的にどのように行われるのか、その要点を明らかにしたうえで、これだけは知っておきたいというポイントを示すことにする。

手術室には誰がいるか

緊張した朝を迎え、病棟で準備を整えた患者さんは、ストレッチャー（患者さんを横たわらせたまま搬送《はんそう》するベッド）に乗せられ、中央手術部の入口に着く。ここは複数の手術室と、手術に必要ないろいろな設備が整っている。その入口で、付き添ってくれた家族たちにしばしの別れを告げ、さらに奥へ入ったところで病棟の看護婦から手術室専属看護婦へと担当をリレーされた患者さんは、中央手術部専用のストレッチャーに移され、予定されていた手術室に入る。

そこで待ちかまえているのは、執刀する医師（多くは外科系の医師）のほか、前日までに患者さんのベッドを訪ね、からだのようすを聞いたり麻酔の説明をしてくれた麻酔担当の医師（麻酔科医）、そして手術室専属看護婦たちである。

手術室の主役は執刀医を含めた外科系の医師である。脳神経外科、胸部外科、消化器外科などのいわゆる外科の医師だけでなく、手術をする医師はすべて外科系の医師となる。たとえば、産科・婦人科、泌尿器科、耳鼻科、眼科、皮膚科、整形外科などの医師は、すべて外科系の医師である。最近では、内科や小児科、放射線科の医師も手術室を使って、手術と同じような検査や治療を、麻酔科の管理のもとで行うケースも増えてきており、実にたくさんの医師が手術室を利用していることになる。

しかしどんな手術であれ、そこで麻酔科医が果たす役割は大きい。執刀医が主役だとすれば麻酔科医は、いわば手術のプロデューサーであり、演出家である。麻酔科医は麻酔を担当するだけではない。手術を受けている患者さんの状態を時々刻々、細かく観察しながら、麻酔や手術によって起こるからだの変化を見極め、麻酔をコントロールし、手術に対する患者さんの反応を的確に判断し、適切な対応をする。

たとえば、執刀医が患者さんのお腹《なか》を開け、出血に気をつけ、神経やいろいろな臓器に気を配りながら、患部を切り取ろうとしたりしているとき、同時に、患者さんの心臓のはたらき具合や、呼吸のようすを観察することはできない。

そこで、麻酔で意識を失っている患者さんのようすを逐一見守り、一方で手術の状況も把握できる専門医、つまり麻酔科医が必要となる。

執刀医にしてみれば、自分が患者さんにベストの治療をほどこすために、今行っている手術に全力を傾けられるかどうかは、同じ患者さんを担当する麻酔科医の腕によるところが大きいのである。

患者さんの状態を見守るもの

手術室の中で麻酔、特に全身麻酔をかけられてしまうと、患者さんは自分の痛さも苦しさも訴えることはできない。

　そのような患者さんに代わって、患者さんの状態を把握するのも麻酔科医の大きな役割である。そのために患者さんのからだの状態を時々刻々麻酔科医に伝える機器（モニター）が、麻酔科医の仕事を支援する。

　その中でも、血圧の変化を数値で示してくれる「血圧計」、心臓のはたらき具合がひと目でわかるようになっている「心電図」、血液に含まれるヘモグロビンという物質が酸素をどれだけ運んでいるかを測定することで呼吸機能をチェックする「パルスオキシメーター」、この三つは、麻酔を用いるどんな手術にも欠かせない機器であり、麻酔科医にしてみれば、患者さんの「今」の状態を正確に伝えてくれる「三種の神器《じんぎ》」なのである。

　当然のことなのだが、機器の準備は麻酔をかける前に整えられる。患者さんのからだには、こうした機器の端末が、所定の位置に取りつけられる。

　血圧計の端末となるマンシェット（普通血圧を測るとき腕に巻く測定具）は上腕部に巻きつけられる。心電図を取る端末は、胸に三か所つけられ、パルスオキシメーターの端末は手の指の一本を挟む格好で取りつけられる（これについては九〇ページ以降に図とともに詳しく記した）。

　これらの端末が、手術中無言の患者さんの状態をとらえ、麻酔科医に伝えることになる。

また、手術室に入ってすぐ、腕の静脈に点滴の針が刺され輸液が開始される。輸液によって、からだに必要な水分を補給するのである。これには、からだの中の水分（体液）と同じ成分（ナトリウム、カルシウム、カリウム、塩素など）が同じ比率で含まれている。前夜から絶飲絶食している患者さんにとっては、からだの中の水分が不足する「脱水」の危険を防ぐ、不可欠の援助物資でもある。

この輸液も大切だが、静脈に刺された針も大きな意味を持っている。というのも、この針を通して、輸液を行うだけでなく、麻酔薬や、手術中に必要となる薬が注入されるからだ。手術中絶対に確保されなければならない補給路なのである。不測の事態が起こったときにも、この補給路が患者さんの「命綱」になりうる。したがってこの針は、手術の間に抜けたり漏れたりしないように工夫された特殊な針となっている。

こうしたものが患者さんに取りつけられ、準備万端整って、いよいよ麻酔が始められることになる。

あとで詳しく書くが、麻酔をかけるということと、麻酔状態のもとで手術をするということは、これだけの準備をしなければならないほど、大変なことなのである。簡単に取りかかれる医療ではないということを、まず知っておいてほしいと思う。

手術に関して知っておきたい八つのポイント

①手術はからだに傷をつける「侵襲《しんしゅう》」的な医療であり、慎重に選択されるべき方法である

からだに傷をつける手術という方法は、最後の最後に慎重に決断されるべき医療である。言い換えると、からだに傷をつけるデメリット（マイナス面）を上回るメリット（プラス面）が十分予想されるときに初めて行われるべき医療である。手術が開始されたら、外科医はそのメリットを現実のものにするために最大限の努力を払うことになる。

ところで医学用語に「侵襲」という言葉がある。

この言葉は、からだを「侵し」「襲う」、攻撃的な方法を意味する。からだにメスをあてて切る手術は、その代表的な方法で、まさに「侵襲」的な医療なのである。

検査でも、先端にカメラなどをつけたファイバーを口から胃まで入れたり、脚の付け根から血管に沿ってからだの奥のほうまでカテーテルという細い管を差し込んだりする方法は、ときにはからだに大きな傷を負わせることもあるほど侵襲的な検査である。

薬物治療もまた侵襲的な医療と理解すべきものである。薬物によってもたらされる効果は計り知れない福音ともなりうるが、同時に副作用などの弊害もあることを考えると、医療側が薬

物治療を侵襲的な医療としてとらえる姿勢の大切さが理解できよう。

現代の発達した医療には、このように侵襲的なものが多く、近年では医療の側が、患者さんに加えられる医療のすべてを侵襲としてとらえようという姿勢になりつつあると、私は感じている。

もちろん、このような侵襲に対しては、それを上回る保護や安全策が講じられており、全体としてその医療が患者さんにとってよいものでなければならないのは当然のことである。手術についてもそのように考えられている。

また、侵襲としての手術も変化してきており、侵襲をできるだけ少なくする工夫もほどこされてきている。たとえばガンの手術でも、腫瘍《しゅよう》周辺のリンパ節まで大きく切除する「リンパ節郭清《かくせい》」は最小限にとどめ、化学療法や放射線療法を併用するという方法もその一つである。胃や大腸にできた腫瘍やポリープを、お腹《なか》を開けず、口や肛門から入れる内視鏡の先端に取りつけた装置で切除する「内視鏡手術」の技術も飛躍的に進歩しており、今や日常的に用いられるようになってきている。

手術中の輸血についても、できるだけ輸血しないですませることの重要性は、外科系の医師のあいだでも強調されるようになってきた。輸血といえども他人の臓器を移植する医療であり、感染やアレルギーなどのデメリットを無視するわけにはいかない。そのあたりのことを考えてのことである。

このように手術にはいろいろと侵襲的な側面がある。したがって手術するとなれば一層ていねいなインフォームド・コンセントが必要である。患者さん自身に加えられるダメージの内容はもちろんのこと、それによって起こるかもしれない最悪の事態まで説明したうえで、なぜこの手術が必要なのかを、患者さんや患者さんの家族（あるいは家族と同じような立場にある人）にしっかり理解してもらわなければならない。

患者さんの側にとっては、手術に関するインフォームド・コンセントにおいて、次のような点が大きな意味を持ってくる。

その手術を受けることによってどんなメリットがあるかという点である。具体的には、その手術をすればどこまで治るのか。治らないこともあるのか。またその手術によってどれだけ生きながらえるようになるのか（延命効果）などのほか、日常生活の質がどれだけよくなるか、あるいは悪くならないですむか、といったことがポイントになる。手術することによって食べられるようになるのか、歩けるようになるのか、仕事をどの程度できるようになるのか、そういった日常生活の質である。

「日常生活の質」を医療の世界では「クオリティー・オブ・ライフ（略してQOL《キューオーエル》）」という。

現代の医学は、その治療効果を測る要素として、症状の改善や患部の除去と同じくらいに、あるいはそれ以上に、このクオリティー・オブ・ライフを重視するようになってきている。医師は患者さんからのそうした疑問に答えなければならない。

その際、たとえば、全国平均の治癒《ちゆ》率や延命効果を伝えるだけでは意味がない。当の病院、当の医師の手術による治癒率や延命効果を患者さんに伝えるべきである。そのような具体的なインフォメーション、率直な情報こそが真のインフォームド・コンセントを成立させる。そしてそのことによって、患者さんは医師に身を委ねることへの不安を払拭《ふっしょく》し、これから加えられるであろう手術という侵襲への精神的な準備を整えることができる。そうでなければインフォームド・コンセントの意義はない。

このインフォームド・コンセントを通じて、医師の側も、あらためて患者さんやその家族の方たちの思いを知り、これから加える侵襲と、その防護策である麻酔について、医師自身が再認識する機会を得ることになる。

②手術に対する強い反応を抑えるのが麻酔である

手術の際、その侵襲から患者さんのからだを守るのは、麻酔である。

仮に麻酔なしでからだにメスを入れると、強い痛みと、それにともなうさまざまな反応やショックで、生命は大きな危険に見舞われてしまう。痛みによって交感神経という自律神経系が刺激を受けて緊張し、カテコラミンという、アドレナリンやノルアドレナリンを含むホルモンを放出する。これはからだのある部分（この場合はメスを入れられた部分）に緊急事態が発生していることを知らせる「警告反応」である。それによって、血管は収縮し、血圧は上がる。心拍は速くなって、ときには不整脈を引き起こす。

血管が収縮するのは、出血してもあまり失血しないように、また外からの細菌などに感染するのを防ぐためでもある。つまりメスでからだを傷つけられることに対する防御反応であり、まったく正常な反応なのである。

しかしこの反応が過剰になれば、血圧が上がりすぎて血管が破れたり、不整脈で心臓のはたらきが悪くなってしまうこともある。

麻酔というのは、このような過剰な反応が起きないように、刺激に対する反応を抑える医療なのである。

もちろん正常な反応なのだから抑えすぎてもいけない。麻酔科医にとってそのサジ加減が難しく、また大変重要なポイントとなる。

反応が過剰にならないように適当なところで抑える医療が麻酔だから、私たちは「滴定《てきてい》医療」といっている。滴定というのは化学反応に関する言葉で、いつも安定した状態を保たせることを意味している。

よくテレビの時代劇などで、刀で斬《き》りつけられ、ウーン、バタンと倒れるシーンがあるが、実際はそのような単純なものではなく、刀で斬りつけられれば苦しくて、もがいて、苦しみ抜いて死に至る。手術というのは、ある意味ではそれと同じダメージをからだに加えることであり、麻酔は、そのようなダメージからからだを守るためにほどこされるものなのである。

③全身麻酔は生きているからだをいったん非常事態におちいらせる方法である

麻酔によって「無痛」という楽園がもたらされるが、それと引き換えに、痛みを感じる意識はもちろん、呼吸や反射的な動きなどを司《つかさど》っている中枢《ちゅうすう》神経（脳）の機能をはじめ、生きていくために必要な、からだのいろいろな機能が抑制され、患者さんにとってはきわどい状態となる。全身麻酔とはそういう状態をもたらすことなのである。

本当は、痛みを感じる意識、つまり中枢神経の機能だけ抑えられれば、痛みに対する過剰な反応も起こさずにすむのだが、そのような夢の麻酔薬はいまだない。全身麻酔は中枢神経系の機能をすべて抑えてしまうから、意識はもちろん、痛みの刺激に対する反応も起こさず、呼吸もしなくなり、心臓のポンプ作用は弱まり、ホルモンの分泌さえ抑えられてしまう。

このように、麻酔、特に全身麻酔は患者さんをきわどい状態におくのであるから、これもやはり侵襲的な医療と考えておくべきである。

そもそも私たち麻酔科医は医療を侵襲としてとらえ、そこからスタートしようとしてきた。手術を含めて、あらゆる医療を、ただちにからだによいこととしてしまうのではなく、まず侵襲としてとらえると、患者さんに対する「ケア」という考えがもっと深まっていくのではないだろうか。「侵襲」という考え方は医療の中でも大変大きな意味を持っているのである。

④すべての機能が抑制された状態のからだに、直接的な外傷を加えるのが手術である

③で述べたような、きわどい状態にある患者さんに、さらにメスなどで直接的な外傷を加えるというのが、手術の全体像である。

この「手術侵襲」によって、出血や浮腫《ふしゅ》（むくみ）によるダメージや炎症が起こるほか、からだの中の微妙なバランスが崩れ、免疫システムにも大きな影響が及ぶことになる。手術が患者さんに及ぼすこのような不利な点を考慮してもなお、病気や怪我を克服し、より質のよい日常生活を取り戻すために必要だと判断されたとき、初めて手術という医療が選択されるべきなのである。

⑤手術室には手術にふさわしい環境と機器類・設備が整っている

手術室は閉鎖された空間になっている。患者さんのからだに大きなダメージが加えられ、免

疫力も下がるなど、いろいろな機能が衰えるため、細菌やウイルスなどさまざまな外敵が待ちかまえている外気から、患者さんを遠ざけなければならないからだ。手術に使用するすべての機器類はもちろんのこと、空気も清潔さが保たれなければならないのである。

また、手術室の天井には、影をつくらない無影灯という照明器具があり、手術台のまわりには、麻酔器、吸引器、血圧や心電図などを映し出す各種モニターがあり、壁にある収納庫には、手術器具や注射器、滅菌ガーゼ、輸液剤などが備わっている。そのほか、壁や天井に麻酔に必要な酸素や笑気ガスが配管されており、いつ、どんなときでも手術に取りかかれるようになっている。

ところが、外気から患者さんを遠ざけなければならないということと清潔度を維持しなければならないということから、手術室を密室ととらえようとする傾向がある。そのために、患者さんたちにとっては重大な医療現場であるにもかかわらず、ほとんどその詳しい情報が公開されてこなかった。それではいつまでも、医師と患者さんたちとの本当の相互信頼は成立しない。

手術室を公開しようという本書が、大きな意味を持つゆえんである。

⑥麻酔と手術侵襲とのバランスをとり、手術を成功させるのが麻酔科医の役割である

手術によってからだにはさまざまなダメージが加えられる。第3のポイントであげた、生命

体としての基本的な機能を抑える麻酔効果と、第4のポイントとしてあげた、手術侵襲による刺激効果に大別されるが、手術が無事終わるまで、この両者のバランスをうまくとっていくのが、麻酔科医の重要な役割である。

⑦手術前に麻酔科医は患者さんの情報を集め、的確な麻酔計画を立てる

手術中、患者さんは痛みを訴えることもできなければ、苦しさを訴えることもできない。そのような患者さんに代わって、各種のデータや患者さん自身の反応から、患者さんの痛みや苦しみを読み取り、場合によってはドクターストップを執刀医に伝えるのも、麻酔科医の重要な役割である。麻酔科医は、患者さんの状態を総合的に把握し、麻酔をコントロールしているのである。

そのために麻酔科医は手術前に患者さんに関する検査情報などを入手するが、それだけでなく患者さんと直接接触して情報を聞き取る。麻酔科医が患者さんと会う機会は、私が勤務する広島大学医学部附属病院の場合、次のように設けられている。

患者さんの手術予定日の三日前に麻酔の依頼がくる。

麻酔を担当することになった医師がさっそく病室の患者さんのもとへ行って、診察をしたり、話をしたりして、その結果を医局に持ち帰る。そして麻酔科の他のスタッフとともにいろいろ

と検討する。問題があれば他のスタッフも患者さんを診察しに行ったりすることもある。手術の前の日には、患者さんに麻酔科外来に来てもらって、手術室の責任者がもう一度診察し、最終的な麻酔計画を固める。

三日前に行う最初の診察は、基本的には全身チェックである。

カルテや、あらゆる検査データをチェックし、患者さんの情報をつかんでから病室へ行き、出血しがちでないかどうか、歯はぐらぐらしていないか、アレルギーはないかなど、麻酔に必要な情報を得るための質問をする。さらに、視力や聴覚、肥満状態、関節の曲げ伸ばしを含む、患者さんの全身状態を麻酔科医の目で見るのである。

そのうえで麻酔計画を含む、手術前後における計画を立てる。麻酔科医の目とは、どんな手術でも全身麻酔をする場合、肺、心臓、肝臓、腎臓など、からだ全体に問題がないか、手術からの回復力があるかどうかをチェックする目である。麻酔をすることによって心臓がどうなるかといったことを想像する目でもある。

麻酔科医はわかりやすくいえば、安全に手術が終わるようにする専門の医師である。からだにメスを入れる場面にも、麻酔をする場面にも、患者さんのすべてを把握している専門医がいるということは、患者さんにとって心強いことだと確信する。

⑧麻酔科医は患者さんの代弁者。信頼関係を結ぶようにしたい

麻酔科医は、手術中に意識のない状態になっている患者さんの代弁者となってくれるのだから、患者さんは麻酔科医に、可能な限り自分のことを知っておいてもらったほうがいい。手術前の検査で明らかになったデータは麻酔科医にも、もちろん伝わっている。しかし、そこには現れない既往歴（これまでにかかったことのある病気）や、自分のからだで気にかかっていること、不安な心理状態などもあるだろう。そうした自分のすべてを、手術前に麻酔科医と面談する機会に、あらいざらい話すようにしよう。

手術中の患者さんの状態をより正確に読み取るために、そのような細かい情報が役に立つこともあるのだ。

患者さんが話してくれなかった（麻酔科医が聞き出せなかった）ために、手術中も、そして手術後も困ったことになった次のようなケースは、決して例外的なものではないのである。

淋病《りんびょう》経験も申告したほうがよいという実例——

たとえば、若いときに性感染症の一つである淋病にかかったことがある、五〇歳代男性の患者さんのケースである。

手術は胃の開腹手術であり、当の患者さんがまったく関係ないと思ったのも無理はない。既往歴としてその淋病のことは記していなかったし、問診時にもそんな話はまったく出なかった。患者さんにしてみれば恥ずかしい話だから、こちらから具体的に問いかけなければ明らかにされない既往歴だったのだ。

しかし、これが手術の際に問題になった。淋病によって尿道が狭くなっていたからである。手術中の患者さんは麻酔のために、自分で尿を出すことができないから、尿道にカテーテルを挿入して、体外に尿を出してあげなければならない。これは「導尿」といって、全身麻酔をする手術には欠かすことのできない医療行為なのである。

ところが、患者さんの尿道が思いがけず狭かったため、その大切なカテーテルを挿入できなかったのである。やむをえず泌尿器科の専門医を手術室に呼んで、膀胱《ぼうこう》まで穴を開けてカテーテルを通し、導尿した。侵襲を一つ加えてしまったわけだ。

なんとか尿道をこじ開けるようにしてカテーテルを通した場合、導尿することが侵襲的な要素を持ってしまう。手術後に腫《は》れや痛み、場合によっては出血が残ってしまうことがあるからである。こんな場合は「お腹のほうはいいんですが、おしっこをするのがつらくて……」ということになる。患者さんのクオリティー・オブ・ライフ（日常生活の質）に大きな影響を及ぼしてしまうのである。こうしたことは前立腺《ぜんりつせん》の病気についてもいえる。

痔《じ》も手術に影響する――

また、これも言いにくい病気なのかもしれないが、痔疾患については、男女を問わず明かしてくれないケースがままある。手術中は直腸に体温計を入れて、体温をモニター（観察）するのだが、痔があると、体温計を入れるときに出血が起こって問題になるケースが、時にはある。そういう場合は、止血を待って手術にとりかかることになるが、そのぶん侵襲時間は長くなるわけで、患者さんにとっても決していいことではない。

このように、どんなことが手術に影響しないとも限らない。自己判断はやめて、既往歴をはじめ自分で気にかかっていることは話してしまおう。無意識状態で自分の身を委ねるということは、そういうことまで含んでいるのではないだろうか。

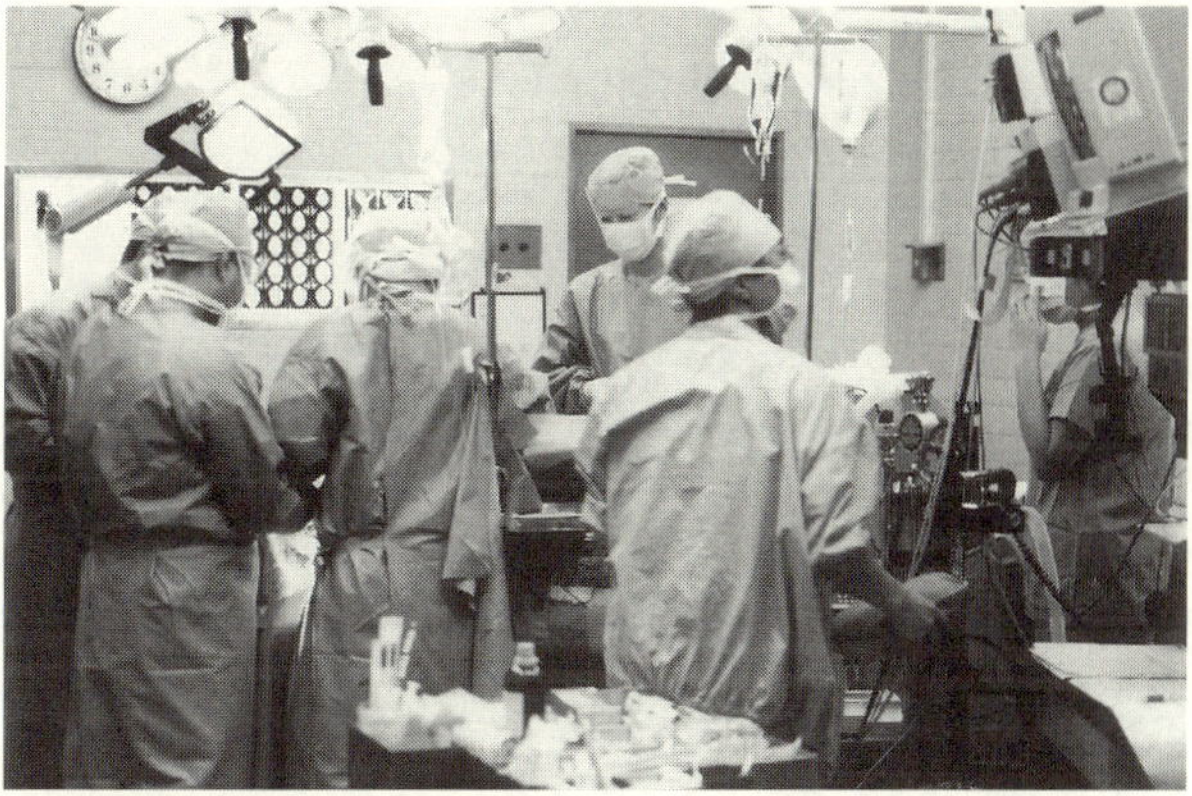

①手術中の光景。手前右で、人工呼吸のバッグを手にしているのが麻酔科医。右上に見えるモニターにも目をやりながら、患者さんの状態をたえずチェックしている。

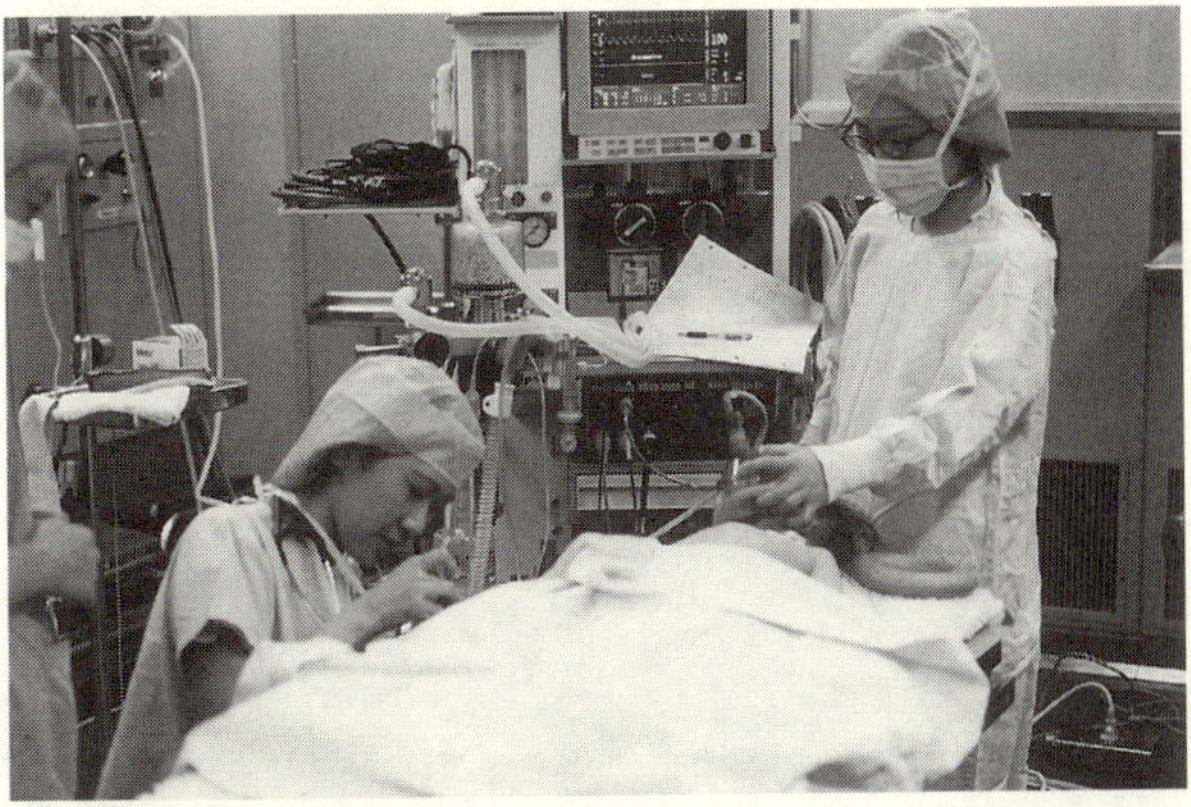

②手術が始まる直前の光景。麻酔科医が準備を進めている。左の麻酔科医は輸液を点滴するための経路(静脈)を確保しようとしている。また、右に見える麻酔科医は人工呼吸を開始して、患者さんに酸素を送り込んでいる。

第二章　手術室の中へ

手術室に入るとき

家族が手術を受けた経験のある人なら誰でも知っていることだが、「手術室」(広島大学医学部附属病院の場合は「中央手術部」)というサインが見えるところから先へは、家族は入れない。手術室入口までくると、看護婦に「ご心配でしょうが、どうぞ待合室でお待ちになっていてください。終わりましたらお呼びいたしますから」と言われ、患者さんとしばしのお別れとなる。

「頑張って!」と、それしかいいようのない言葉をかけたり、手を握り合ったり肩に触れたりして患者さんを励まし、別れる。そして患者さんは、ストレッチャーを押す看護婦に付き添われて手術室へと入っていく。

万が一のことがないように、無事にすむように——家族はただ祈るばかりである。

手術室は部外者立入禁止

手術室は原則として手術関係者(外科系の医師、麻酔科医、手術室専属看護婦など)と手術を受ける人のほかは立ち入ることができない(家族の人が手術見学を希望すれば、規則に従った手順を経て手術室に入室し手術を見学することはできる)。病棟の看護婦も、受付で手術室専属看護婦に患者さんの情報を詳しく伝えるなど、必要な申し送り（連絡）をすませたら、手術室から出て、病棟へ戻っていくことになる。

このように立ち入りを厳しく規制する最大の理由は、手術室の清潔さを保つためである。手術室内は常に一定の基準の清潔さを維持しなければならないし、触ってはいけない物（手術に使用する手術機器やガーゼなど、滅菌処理をほどこした物）が山のようにあるからだ。手術中の患者さんは外界の細菌やウイルスなどに対してまったく無防備な状態に置かれているし、手術によって免疫力も著しく低下しているので、その周辺は可能な限り清潔にしておかなければならないのである。

加えて、衣類も一切身につけず、しかも意識もないという、極端な無防備状態になっている患者さんの、プライバシーや尊厳を守る必要があるからだ。手術そのものの個人性、秘匿権を、手術室そのものが持っているとも解釈できるのである。

かくして手術室は閉鎖的になる。そうする必要があったからだが、その閉鎖性を強めるほど、正しく理解されにくいという面も浮かび上がってくる。

小説やテレビドラマ、映画などで一般の人に提供される手術室の情報は、作家やディレクターなどのつくり手が、間接的に収集した情報から「手術室」を想像し、ストーリーをつくり上げているものが多い。「点」で得た情報を想像という「線」でつないでいる。だから、私たち

のような設備が整えられている。

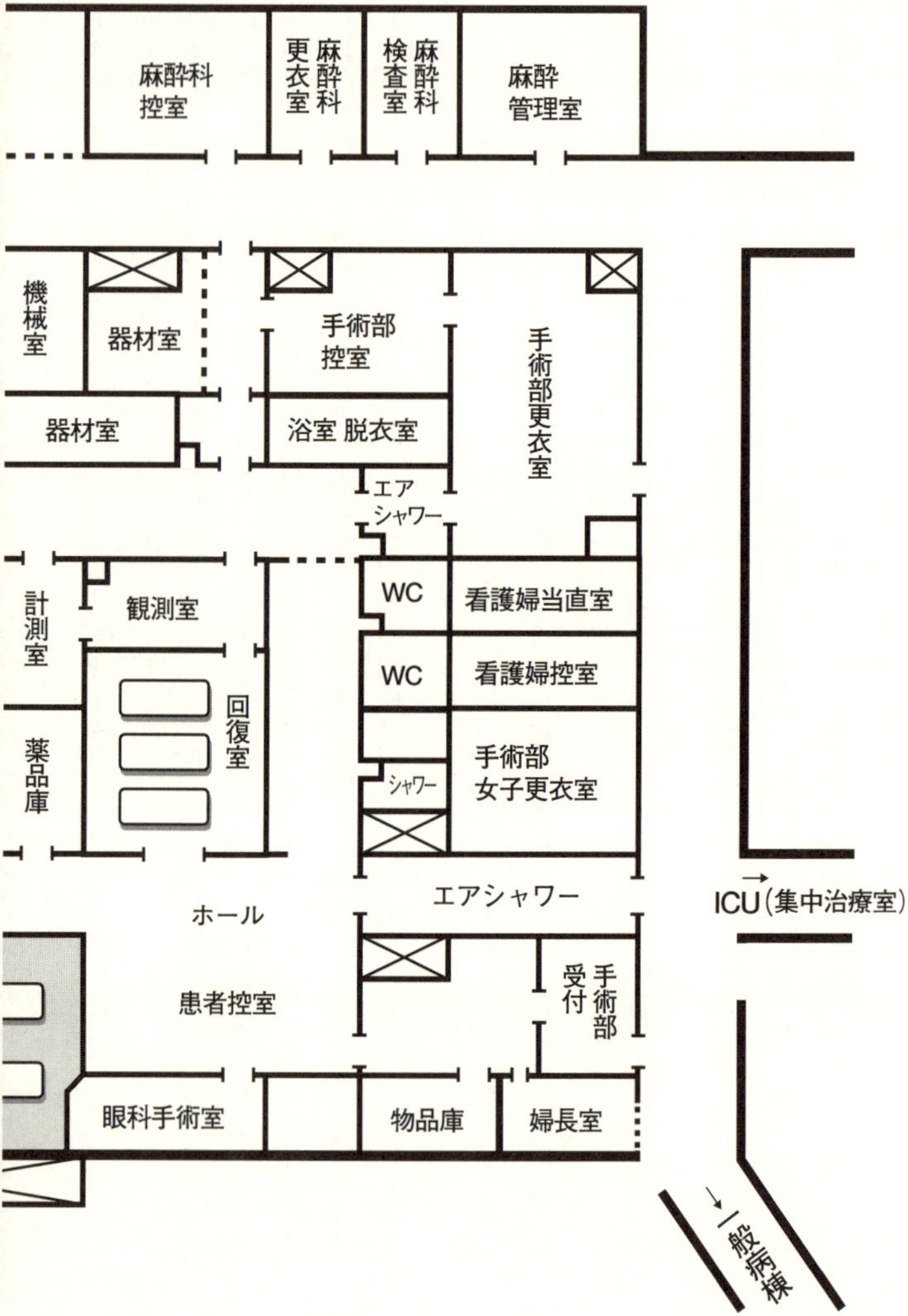

図-1 ●広島大学附属病院中央手術部　他の病院にも、基本的にはこ

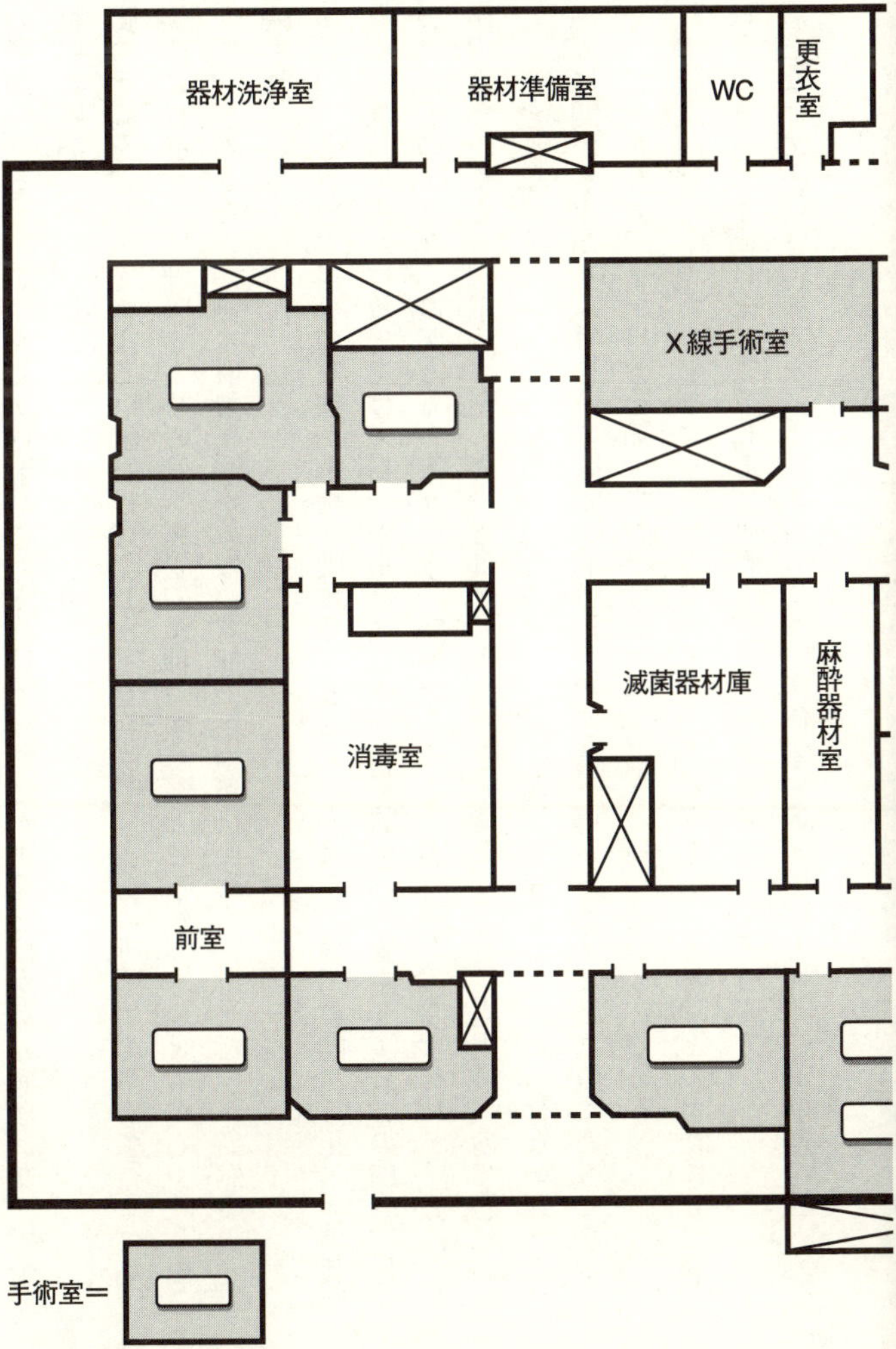

現場の者から見ると、まったくかけ離れているわけではないが実際とはかなり異なった「手術室」物語が展開されているというのが現状なのである。

内臓の手術を、マスクによる麻酔だけで、しかも自発呼吸（自分の呼吸）のもとで行っている（実際には必ず人工呼吸のための管を気管内に挿入する）ところが、もっともらしく映し出されたり、患者さんの頭側に麻酔科医がいない状態で手術が行われるシーンなどが当然のように放映されている。

しかし、いざ自分や自分の家族が手術を受けるとなると、やはり手術室に関する正しい情報がほしい。旅行に出かけるときは、自分が宿泊するホテルや旅館の設備やサービスの内容、付属施設にはどのようなものがあるか等々、十分調べて決めるのが普通だろう。それが、旅行どころか手術なのである。患者さんにとってはどのような手術であっても、人生最大の、悲しい、そしてやりきれないイベントなのである。そのイベントの環境を知らずにはいられないだろうし、手術に関わる人たち（外科系の医師、麻酔科医、手術室専属看護婦など）のこともできるだけ知っておきたい、また自分を知っておいてほしいと思うのは当然のことである。

では手術室内は、いったいどのようになっているのであろうか？　また、どのようにして麻酔がほどこされ、手術はどのようにして進行し、そして終わるのであろうか？

患者となって手術室に入ったことのある人でも、手術室に入って間もなく全身麻酔をほどこされるため、ほとんど何も記憶していない……つまり、手術室に関する情報はほとんど何も得られていないのである。

手術室の環境づくり

まず手術室はどのような環境に設定されているかだが、手術室の中は夏でも冬でも、ある一定の温度と湿度が維持されている。広島大学医学部附属病院中央手術部の場合は摂氏二四℃、湿度五〇％に保たれている。空調によってこのような環境がつくり出されているのだ。

その温度・湿度は、基本的には手術室ではたらく人たちにとって快適な温度・湿度に設定されている。手術は、何時間も、ときには一〇時間を超えることさえまれではない激務であり、執刀医や麻酔科医も含めて、手術に関わる人たちがその激務に耐えられるような環境でなければならないからだ。からだから汗がしたたり落ちるような環境の中で、手術に関わる人たちが疲労困ぱいの状態になってしまうのは、患者さんにとっても決して望ましいことではない。

もちろん、患者さんの状態や手術の種類によっては、それぞれの手術室において、患者さんに対する適温設定が行われている。

ところで手術室に入ると、部屋の中から外に向けて風が吹いている感じを持つ。これは空気の流れが中から外に向かうように空気圧の調節がなされているからだ。外から中に空気が流れ込まないようにしてある。外からの空気に乗って、細菌やウイルスが入ってくることを防ぐためで、無防備な患者さんを考慮しての環境づくりなのである。

手術室の受付で

手術室（手術部あるいは中央手術部）という標識があるところから中へ入ったところには広い受付があり、ここで病棟の看護婦から手術室専属看護婦へのバトンタッチが行われる。

このとき病棟の看護婦は、患者さんのカルテや薬品、X線のフィルムなど、手術に必要な書類、物品を患者さんとともに持参してきている。そして、いろいろ必要事項の申し送りをすることになる。病棟の看護婦は手術前の準備状態や、病棟から持参した薬品の説明や、患者さんの今朝《けさ》のようすなどを手術室専属看護婦へ伝える。この際、当然ではあるが最も重要でもあるのが、搬送《はんそう》してきた患者さんと手術を受ける患者さんが同一の人物であり、持参してきたカルテや物品、薬品がその患者さんのものであることの確認である。

かくして申し送りも順調にすむと、手術室専属看護婦が、あらかじめ決められている手術室へ患者さんを搬送する。

病院によっては手術室のドアを開けて入るのではなく、手術室の外から直接ハッチ式に手術台の上に搬送するシステムを持っているところもあるが、一般的には受付ホールで、病棟より搬送してきたストレッチャーから手術室内専用のストレッチャーに患者さんを移し、患者さんの手術が行われる個々の手術室へ搬送するシステムになっている。

患者さん当人であることの確認

一九九九年一月に、手術室で二人の患者さんを取り違えて、それぞれの患者さんに間違った手術をするという事件が横浜市の大病院で起こった。手術室（手術部）入口までは、ついさっきまで患者さんと親しく接していた病棟の看護婦がついてきており、その患者さんの名前を呼び「声かけ」をしながら手術室専属看護婦に申し送り、麻酔科医も意識のあるうちに接触しているのだから、間違いなど起こるはずがないことなのだが、実際に起こった。

このことに関していうと、私の勤務する広島大学医学部附属病院では、少なくとも手術の三日前と前日には担当の麻酔科医が患者さんと接触し、十分時間をかけて問診や診察などを行っており、当日の手術室でも、麻酔をかける前に患者さんと顔を合わせ、名前を呼びながら話しかけるようにしている。しかし二重三重の安全策を講じてもすり抜けてしまう可能性があることを、手術する側は肝に銘じなければならない。

私は、患者さんの取り違えを防ぐのは、患者さんを扱うシステムの問題も重要であるが、医療側の、患者さんに対する「思い」にあると考えている。それは、医療の最も基本的なことであって、システムを変えればどうにかなるというものではない。

患者さんの緊張をほぐす

ついでにいうと、患者さんが手術室に入ってきたとき声をかけるのは、当人であることを確認するためでもあるが、手術を間近に控えて極度に緊張している、患者さんの気持ちをほぐすためでもある。

入室時の患者さんの不安や緊張は、交感神経を過度に興奮させる。それによってカテコラミン（アドレナリンなど、血管を収縮させるホルモン）が放出されて、脈は速くなり、高血圧や、場合によっては不整脈を発生させることさえあるほどなのである。

私は若い医師たちにも、患者さんに「おはようございます。昨夜はぐっすり眠れましたか？」などと声をかけることをすすめている。そのときはマスクをはずして素顔を見せるようにアドバイスしている。少しでも患者さんの不安や緊張を解きほぐすためだ。

そして「お名前は？」と患者さんに名前を問う。たとえば「原田さんですね？」という問いかけ方は考えものだ。患者さんはすでに鎮静剤を投与されており、少しぼーっとなっているので、あまり考えずに「はい」と返事をしてしまう可能性もあるからだ。

また、患者さんが手術室に入ってきたときにはすでに麻酔の準備を終え、精神的に麻酔管理に集中できるように、常日頃から心がけるようにしている。

麻酔科医自身が自分の体調を自分で整える日常生活を送ることも大切なことだと思っている。日々の手術に真摯《しんし》に、誠実に向かい合う姿勢は、患者さんをはじめ、周囲のスタッフにも自然に伝わるものと信じている。

手術室の備えは万全

ところで、前に述べたように手術室は各部屋とも天井に「無影灯」という、影をつくらず熱を出さない照明器具が備えつけられている。これで手術する部分（「術野《じゅつや》」という）を照明するのである。もちろん影になって見えない部分をつくらず、それによる見誤りを防ぐためだが、熱を出さないことで、術野に悪い影響を及ぼさないためでもある。

そして、部屋の中央に手術台があり、患者さんの頭側には（頭部以外の手術をする場合）、麻酔器とモニター（血圧測定や心電図、そのほか患者さんの状態を把握するために必要な情報を監視しつづけるテレビ受像機のような機械）がある。

部屋の壁側は引っ込んだ収納庫となっている。ここにはメスやハサミなどの手術器具や輸液剤、滅菌ガーゼ、注射器（もちろん使い捨ての注射器である）、血圧を測るためのいろいろな大きさのマンシェット等々、その手術室の取り決めにしたがって、種々の手術に必要な器具や機器、薬剤が置かれているが、収納庫からはみ出させないのが原則である。手術中に関係者が移動するとき、その妨げにならないようにするためである。もちろん緊急の場合も想定しての配置である。

また壁や天井には、患者さんに吸入させるガスが配管されている。酸素、空気、笑気（笑気ガスについては八四ページに詳しく記してある）の三種類のガス配管である。こうした配管によってではなく、酸素と笑気のボンベで、これらのガスを使用している施設もある。

それからもう一つ、手術室で大きな役割を果たす器具として吸引器がある。麻酔や手術の際に、この吸引器は欠かすことのできない医療機器である。口の中にたまる唾液《だえき》や、流れ出た血液など、余分なものが貯留しないようにするためである。血液が傷口などにたまると、術野が見えなくなり、手術の進行を妨げてしまう。

さらに手術部内には、手術器具を滅菌していつでも手術に使える状態にしておく場所（滅菌器材庫）や、麻酔のための器具や薬物を保管しておく場所（麻酔器材室）、手術に使った器具をそろえて洗浄するスペース（器材洗浄室など）がある。さらに、手術が終わったあとの患者さんを、病棟に戻せる状態になるまで観察する部屋とベッド（回復室）も手術部内に確保してある。

徹底的に清潔に

手術部内の施設（図-1参照）として重要なのは、手術に関わる医師たちを清潔にする諸設備である。

まずは手の消毒だ。無防備な患者さんに触れるのだから、可能な限り清潔な手にして、手術にとりかかれる状態にしなければならない。そのため更衣室には手洗い場（ブラッシンググルーム）が用意されている。

ここではいろいろな消毒薬によって手を清潔にすることができる手洗いセットが各洗面台に用意してあって、手術を執刀する外科系の医師や手術室専属看護婦は、腕や手が真っ赤になるまで順々にブラシでこすって両腕の肘《ひじ》上まで清潔にする。これを部内では「手を洗う」といっているが、実際には腕まで洗っているわけだ。

そのあと、乾燥したタオル（もちろん滅菌タオル）でふき取り、滅菌ガウン（術衣）を着用する。そして滅菌手袋などをはめて装備完了となる（図-2参照）。

麻酔科医や直接は手術に立ち会わない看護婦であっても、すべて手術室に出入りする者は、下着以外のすべての衣服を滅菌した術衣に着替えて、「エアーシャワー」という空気の吹きつけ装置を通って手術室に入る。表面に付着しているかもしれない細菌などを取り除くためだ。徹底的に手術室とその関係者の清潔度を保つようにしているのである。

しかしこれだけ注意を払っても、なかなか一定水準以上の清潔さを保つことは難しい。手術室にはたくさんの患者さんや医療従事者が出入りするし、そのうえ、体液や血液などが飛び散る場所である。だから、一つの手術が終了すると、その都度ていねいに手術室全体を消毒するようにしている。

抗生物質も十分でなかった時代には、執刀医など手術の関係者には「咳《せき》」一つ厳しく戒められていたが、優れた抗生物質の登場により現在はそこまで要求されていない。しかし今や、その「抗生物質神話」も崩れて、抗生物質に耐性を持つ細菌に感染するMRSA感染症（「院内感染」の一つとして話題になった）がクローズアップされている。あらためて手術室の清潔さが追求されなければならないのである。

手術室の医療スタッフ

手術室の医療スタッフとしては、外科系医師、麻酔科医、手術室専属看護婦がおり、その日に行われるそれぞれの手術について、あらかじめ担当スタッフとして割りふられている。

麻酔科医については前章で詳しく記したが、自分の担当する患者さんが決まると、カルテや患者さんの情報が記載されている書類に目を通したうえで、病棟に患者さんを訪れ、麻酔科医として必要な診察（問診も重要である）を行う。手術前日の外来診察室での面接を含めて、麻

図-2 ●術衣を着た医師

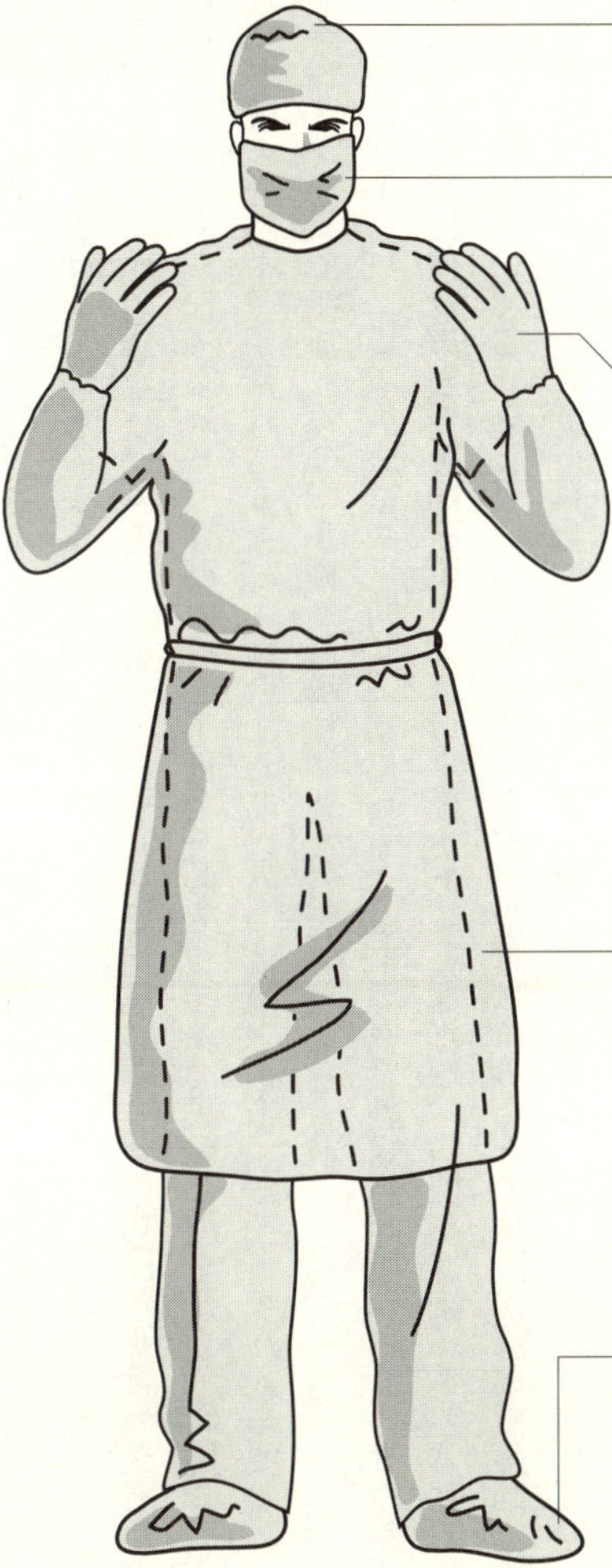
キャップ。

髪の毛はこの中に収める。

マスク。

口と鼻全体をおおう大きなマスク。ずれ落ちないようにしっかり止める。

手袋。

うすい滅菌ゴム手袋。

手、腕はブラシを使うなどして徹底的に洗い、清潔にしている。無防備な患者さんに感染させたりしないためである。

術衣。

もちろん滅菌処理がほどこされている。手術室の中に入る医師たちは、最低限の下着と術衣以外は身につけない。

カバー。

素足にサンダルばきだが、その上から全体を柔らかい紙で包んでいる。

酔に関する説明をしたり、患者さんから、病状や既往歴、日常生活のようすなど、手術中だけでなく手術からの回復に関わるような質問もしておく。

また、手術室専属看護婦は、一人の患者さんに対して、「介助者」と「間接介助者」をそれぞれ担当する二名が決められる。介助者は、手術台まわりで、執刀医の介助を行う。間接介助者は、麻酔の介助や、手術に必要な、手術台まわり以外の仕事を担当する。いずれも必要な器具をタイミングよく手渡したり、手術や麻酔に必要な看護である。

手術室にはＩＣＵ（集中治療室）と同じようにたくさんの専属看護婦が配属されているのが一般的である。以前は専属看護婦を置かずに、手術があるときだけ、病棟や外来から非常勤的に手術室に手伝いにくるという形態の病院もあったが、最近はほとんどの病院が専属看護婦を置くようになった。手術の進行具合によっては一刻の猶予も許されないことが多く、それだけ専門的な知識や、手術室ならではの配慮が必要なためであることはいうまでもない。

外科系医師は自分の受け持ち患者の手術は何月何日の何時から、何時間の予定で何番の部屋で行うという計画に基づいて手術室に入る。

医療スタッフのための施設

手術室では来る日も来る日も手術が行われている。夜中に運び込まれる救急患者の手術も少なくない。手術室に勤務する麻酔科医や、外科系医師、専属看護婦などのスタッフが、食事をしたり、休息したり、記録の整理をしたりする場所も必要である。もちろん当直関係者のためのシャワー室なども必要な施設である。激務であるだけに、リラックスする空間も大きな意義を持っている。患者さんのためにも、執刀医や麻酔科医、そして専属看護婦たちの疲労をさらに蓄積させるような空間であってはならない。

手術室の位置づけ

手術室は一般に総合病院では「中央手術室」あるいは「手術部」と呼ばれており、外科や内科、婦人科といった各科に所属するのではなく、中央部門として運営されている。以前（戦前および終戦後しばらく）は、外科の手術室、婦人科の手術室、眼科の手術室というように、各科が専用の手術室を持っていたが、今では一つの手術室を共同で使用し、外科系各科の医師や麻酔科医、そして手術室専属看護婦がそこに集まり、それぞれの機能が発揮しやすいように中央部門化された。

このシステムは、人員や経費の無駄を省くことになり、全体的に見て機能的であると思われてきた。しかし、手術が多様化し高度化した現在、すべての手術方法やそれにともなう器具、配置等々に精通しているスタッフを確保することは、極めて困難なことになってきている。

アメリカではすでにこの中央手術室システムには否定的で、心臓手術専門の手術室群や脳外科手術専門の手術室群を置き、麻酔科医のみならず手術室に勤務する看護婦もそれぞれの手術室専属とし、専門家のみで手術を行うシステムに変わりつつある。

このシステムのほうがはるかに高度な医療を患者さんに容易に提供できるが、専門別の手術室や人材の確保、それぞれの手術室に必要な機器の購入など、相当のコストを用意しなければ不可能なシステムでもある。

というわけで、わが国ではまだ当分のあいだ、中央手術室システムが続くと考えられている。

第三章　麻酔をかけるということ

【実例2】手術前の患者さんに麻酔を理解してもらった

麻酔科の「術前診察室」における、麻酔科医と患者さんとの対話である。

麻酔科医「中山さん（仮名）、あなたの手術には全身麻酔が必要です」

中山「そうですか。全身麻酔ということは、眠っているあいだに手術が終わるというわけですね」

麻酔科医「ウーン、眠っているあいだというのとは少し違いますが……」

中山「では意識はあるのですか？」

麻酔科医「意識はありません。でも眠っているときには自分で呼吸もしていますし、つねったりして痛いと感じれば目が覚めたり、からだを動かしたりすることができますが、全身麻酔をしているときには、このような反応は起こりません」

中山「えっ！　では全身麻酔中は呼吸が止まるのですか？」

麻酔科医「そうです。でも、もちろん心配はいりません。私たち麻酔科の医師が、呼吸や心臓の状態をチェックしながらきちんと人工呼吸をしていますし、血圧などの調節をしています。私たちは一瞬たりともあなたのそばを離れたりしません」

中山「それなら安心ですね。それにしても、どうやって人工呼吸をするのですか？」

麻酔科医「最初は酸素マスクをかぶっていただき、酸素の流れてくるバッグを押すことで呼吸してもらいますが、いつまでもできませんので、気管の中に柔らかいチューブを入れて（気管内挿管）、それを絆創膏《ばんそうこう》で固定し、そのチューブを通して人工呼吸をします」

中山「気管の中にチューブを入れても平気なのですか？　咳《せき》など出ないのでしょうか？」

麻酔科医「麻酔をしているので気になりません。手術しても痛くないような状態になっているのですから、気管の中にチューブを入れても、それを刺激として感じないわけです」

中山「なるほど、よくわかりました。ところで痛みのために、意識がなくても自然とからだが動くということはないのですか？」

麻酔科医「全身麻酔中は痛みでからだが動くということはありません。そのようなことがあると手術ができないので、そのためにも麻酔が必要なのです」

中山「わかりました。もう一つ聞かせてください。よく麻酔が覚めずにそのまま亡くなったということを聞きますが、そのようなことはあるのでしょうか？」

麻酔科医「麻酔中の患者さんの管理が適切になされていればそのようなことはあり得ません。しかし、麻酔中に何かほかの病気、たとえば心筋梗塞《しんきんこうそく》とか脳内出血とかが起これば、そのような可能性はありますが、これも事前に厳しくチェックしますから、心配はいりません。また、麻酔薬を間違って大量に入れるとか、麻酔のガスを間違えて用いるといったことが起これば、危険な事態になることも考えられますが、そのような基本的なミスはまず考えられませんから、これも心配いりません」

ここで、一緒に話を聞いていた中山さんの奥さんが、おずおずと切り出した。

中山夫人「あのー、主人はお酒を大変よく飲むのですが、麻酔がかかりにくいということがありますでしょうか？」

麻酔科医「ありません。よくそのようにいわれているようですが、多少麻酔薬を多く使わないといけないかもしれませんが、基本的には関係ないと思ってください。大丈夫ですよ」

中山夫人「安心いたしました。よろしくお願いいたします」

麻酔科医「頑張りましょうね」

中山さんも奥さんも力強くうなずいた。

手術という「侵襲《しんしゅう》」的な医療

「手術」という言葉にはいろいろな響きがある。

「怖いな」「痛いのだろうか」「苦しいのだろうか」「万が一ということはないのだろうか」「なんとか無事に終わってほしい」等々、手術を受ける患者さん本人はもとより、その家族や友人のみなさんにも、種々の思いが駆けめぐるに違いない。

現在ではいわゆるインフォームド・コンセント（説明と同意）が十二分に行われるので、病気について詳しい説明を受けているはずだし、手術にあたっても、なぜ手術しなければならないか、手術を受けることによってどのようなメリットが得られるのか、そしてどんな手術をするのか、その具体的な方法などについて、主治医から詳しく説明を受ける。

しかし、手術がからだにダメージを与える医療行為であること、医学用語でいう「侵襲」的な医療であることについては、なおざりにされがちである。

それというのも、これまでは、「手術は悪いところを治すよいことである」というとらえ方が医療側にとって一般的だったといっても過言ではないからだ。手術が患者さんにとって侵襲的であるというとらえ方そのものが、最近の考え方なのである。

もちろん、その患者さんの治療として必要な手術がもたらす「よい」面の効果には計り知れないものがある。だからこそ、手術の持つ「侵襲」的な面も十分知り、漠然とした不安をとりのぞいたうえで、手術という医療を納得・承諾し、受けてほしいと思うのだ。

麻酔も「侵襲」的である

くり返していう。手術は無痛という麻酔状態のもとで、患者さんに加えられる計画的・合法的な外傷である。

メスで切る、針で刺す、内臓などの組織をこする、引っ張るといった外傷的な侵襲（これを「外傷侵襲」あるいは「手術侵襲」という）が、「医療」や「手術」という名のもとに、合法的に患者さんという生命体に加えられる。

手術とはそういうものであるという理解が大切である。

こうした侵襲に対してからだは当然反応する。侵襲が激しければそれだけ強く反応し、その反応が過剰になれば死にもつながる。

麻酔とは、そのような過剰な反応を抑えるために行う医療である。侵襲に対して反応するはずの中枢《ちゅうすう》神経系のはたらきを抑えてしまう医療である。

しかし、中枢神経系のはたらきというのは、生きていることを示すはたらきでもある。意識を持つことであり、呼吸をすることであり、心臓を拍動させることである。

こうしたはたらきを抑えるのだから、実は麻酔それ自体も生命体に対して侵襲的なのである。手術による外傷侵襲に麻酔という侵襲が加わって手術は行われる。それだけではない。手術には、不安、緊張、恐怖などのストレスも侵襲として加わる。

麻酔が麻酔であるための条件

麻酔とは何か――。「麻酔」という言葉からまず連想できるのは、無痛状態、つまり痛みのない状態だろう。確かに、意識があろうがなかろうが、無痛であることが麻酔の必須《ひっす》条件である。実際に手術で使われる全身麻酔の場合は、無痛であることに加えて、次のような条件を満たすことが必要である。

一つは、患者さんに有害な自律神経の反応が起こらないことである。有害な自律神経の反応とは、心臓を拍動させたりする自律神経のうち、交感神経の反応と副交感神経の反応とのバランスが乱れ、どちらかが強い反応を示すことを意味している。

交感神経は緊張したり興奮したりしたときに血圧を上げ脈拍数を多くしようとする。副交感神経はその逆で、血圧を下げ、脈拍数を少なくする。

普通はこのバランスをうまく保ち、どんな刺激に対してもそれ相当の反応をして、からだを危険から守るのだが、麻酔という異常事態に対応できず、このバランスが急激に乱れると、血圧や脈拍数に異常をきたし、危険な状態になる。

もちろん、きちんと麻酔管理をしていればこうした事態は起こらないはずなのだが、万が一そのようなことが起こった場合でも、麻酔科医はすぐそれを察知し、薬を使うなどして回復させることができる。これを逆にいうと、麻酔をかけるとき医師たるものは、有害な自律神経反応が起こったときの備えをしておかなければならないということでもある。いざというときに必要な薬品を準備しておくのは、当然のことなのである。

さて麻酔の必須条件として次にあげられるのは、患者さんが筋《きん》弛《し》緩《かん》状態でなければならないということである。筋弛緩状態というのは、患者さんの意思に関わりなく筋肉がだらんとしていることで、もちろんからだは動かせない。そのような状態でないと手術は難しい。外科医にとっては、手術をしやすいように患者さんのからだを自由に動かせるということでもあり、手術にともなう危険を避けるためにも、その安全性を高めるためにも、この筋弛緩状態は麻酔の必須条件である。

ただし、この筋弛緩状態が全身に及ぶと、呼吸する筋肉も動かなくなり、呼吸が止まる。そうなると人工呼吸が必要なわけで、筋弛緩状態をつくり出すときは、人工呼吸を行うことが必須条件となる。つまり、麻酔―筋弛緩状態―人工呼吸は一体化して考えなければならないのである。

さらにもう一つ重要な条件がある。麻酔が可逆的であるという大前提条件である。可逆的というのは、かけた麻酔から覚めて、元の状態に戻ることができるという意味で、戻らなければ麻酔をかける意味がない。たとえ手術が成功しても、後遺症が残ったり、死に至るようなことがあっては無意味であるのはいうまでもない。

以上が全身麻酔の必須条件である。まとめると、

①無痛であること。

②有害な自律神経の反応が起こらないこと。
③筋弛緩状態にあること。
④可逆的である（元に戻る）こと。

となる。

この条件を満たして麻酔をかけられた患者さんは、一見睡眠中の患者さんと変わりがないように思える。しかし、睡眠中の患者さんなら、たとえばつねったりする刺激が加わると目を覚ますが、全身麻酔中の患者さんは決して覚醒《かくせい》しない。ここが睡眠と麻酔の大きく違うところである。

全身麻酔による異常事態

全身麻酔は、人が生きていくために必要な機能をおしなべて抑制する。

理想の麻酔剤として、中枢神経のうち、痛みを感じる機能だけを抑制できる薬物があればいいのだが、残念ながらそのようなものはない。

全身麻酔中は、脳の中枢神経系の機能全体が抑制されているから、意識はなく、痛みの刺激があっても、からだを動かすといった目に見える反応はない。

また、呼吸機能は失われ、呼吸は止まる。

血液を送り出す心臓のポンプ作用も抑制されて、血圧が低下する。

さらに重要な臓器が出すホルモンの分泌も抑制される。

生きているからだにとっては、いわば非常事態におちいっているわけである。

全身麻酔をかけられて手術中の患者さんには、全身麻酔によるこのような異常事態に、外傷という手術侵襲が加わっているのである。

本書では、全身麻酔の患者さんへの影響と、手術侵襲に対する患者さんの反応（侵襲反応）を区別して示すことになるが、実際の手術中は、これらの反応が重なり合って一つのサインとして出てくる。患者さんを見守る麻酔科医にとっては大変複雑な、しかも経験に基づく解釈が必要となるサインなのである。

「生きている」という状態

全身麻酔が全身にどのような影響をもたらすかを知るために、そもそも人が「生きている」という状態を維持するには、どんな機能（はたらき）が必要かを、まとめてみよう。
①中枢神経機能＝脳のはたらきであり、生命の基本をコントロールするはたらきである。痛みを感じるのもこの機能が生きているからである。
②呼吸機能＝酸素を取り入れ、不要となった二酸化炭素を吐き出す肺のはたらき。取り入れら

れた酸素は循環機能によって全身に供給される。
③循環機能＝体内に酸素や栄養を運ぶ血液を、全身に供給するための、心臓や血管のはたらきである。
④肝機能＝からだに毒となるものを解毒《げどく》するはたらきや、食べ物や薬をからだに役に立つ状態に変える「代謝」機能を肝臓は担っている。
⑤腎機能＝尿をつくり、体内に残った異物、つまり老廃物を排除するはたらき。
⑥内分泌機能＝ホルモンを分泌・代謝するはたらき。外からの刺激に対してきちんと対応できるのも、このはたらきがあるからだ。
⑦体液・電解質バランス調節機能＝体内の水分や、ナトリウム、カルシウムなどからだに必要な電解質の、微妙なバランスが崩れないように調節するはたらき。
⑧出血―凝固―線溶（線維素溶解）系機能＝出血があっても大事に至らないように傷口で血液を凝固させるはたらきや、それが過剰になったとき、血のかたまり（血餅《けっぺい》）を溶かして元に戻すはたらき。
⑨栄養調節機能＝外から取り入れた食物をからだに蓄えられる形に変えたり、エネルギーに変えたりするはたらき。
⑩生体防御機能＝細菌やウイルスなどの外敵から身を守る、免疫などのはたらき。

こうしたさまざまな機能が生きるうえで不可欠なのだが、全身麻酔は、このようなはたらきを抑えることによって、手術という侵襲行為を可能にするのである。

四つの麻酔方法

ところで手術は、麻酔の方法によって大きく四つに分けることができる。

①局所麻酔薬により、痛みを感じない「麻酔領域（麻酔効果が及ぶ範囲）」をつくって行う、比較的小さな手術。

②やはり比較的小さな手術だが、特定の神経経路を遮断（ブロック）して広範囲な麻酔領域を得てから行う手術。

③脊椎《せきつい》麻酔や硬膜外《こうまくがい》麻酔という、脊髄《せきずい》神経に近いところで局所麻酔薬を作用させ、比較的強い、かなり広い範囲の麻酔領域を得て行う手術。

④そして全身麻酔が必要な手術。

この四つである。

(1)局所麻酔薬により麻酔領域をつくって行う比較的小さな手術

局所麻酔の薬を、手術する部分を中心に注射して、それで痛みを感じずに手術できるような手術は「小手術」といってもよい。

皮膚の腫瘤《しゅりゅう》（こぶ）を摘出するとか、ちょっとしたオデキを切開してウミを出すような手術がそれである。このような手術を医療側は「局麻《きょくま》（局所麻酔の略）手術」と呼ぶ。

しかし、この局麻手術も「小手術」とはいえ、手術であることに変わりはない。あくまでも清潔に、そしてきちんと看護婦も担当を決め、一定のケアのもとに行う。

意外なことと思われるかもしれないが、「局麻手術」の際に「局所麻酔薬中毒」が起こったり、途中で投与した止血剤や抗生物質で、ショックが起こったりすることがある。これについては次ページ以降で詳しく記すことにするが、局所麻酔といえども患者さんの状態を十分把握できる監視装置として、血圧計、心電図、パルスオキシメーターの「患者監視装置の三種の神器《じんぎ》」をつけ、テフロン針で静脈路を確保するなど、緊急事態が発生しても対応できる準備を整えておく必要がある。もちろん、有害な自律神経反応に対応できる薬品を用意しておくことも準備の一つである。

ところが残念なことに「局所麻酔」を簡単な医療ととらえてミスを犯す例は少なくない。実際、このような準備を怠り、安易に局所麻酔を行って、患者さんを死に至らしめる不幸な事件が、本書執筆中にも東京で起こっている。どんな手術でも、どんな麻酔でも、油断は禁物なのである。

②「局麻手術」よりももう少し神経に近いところで局所麻酔薬を作用させ、特定の神経経路を遮断（ブロック）することによって、広範囲な麻酔領域をつくってから行う手術

このような麻酔を医師たちは「伝達麻酔」略して「伝麻《でんま》」という。また最近では神経ブロック（神経の伝達を遮断するという意味）という言葉でよく表現されている。

たとえば手の外傷手術の場合にはよく「腕神経叢《しんけいそう》ブロック」が使われる。これは、腕を通るたくさんの神経（たくさんの神経が通っているところを神経叢という）を標的にして、局所麻酔薬をその近くに注射する方法であり、腕全体が痛みを感じない状態になる。

ほかに、視神経のブロックや坐骨《ざこつ》神経ブロックなどが、狭い範囲の手術に用いられている。効果は「局麻」に比べると広範囲であり確実である。腕や顔面、眼球の手術などがこの麻酔方法を用いて行われる。

ところで、①の局麻にしても②の伝麻にしても、局所麻酔薬を使用するわけだが、危険がないわけではない。その致命的なものとして「局所麻酔薬中毒」と「アナフィラキシー（アレルギー反応）ショック」をあげることができる。

局所麻酔薬中毒のこと――

局所麻酔薬中毒は、局所麻酔薬が、患者さんの血中に吸収され分解・代謝・排泄《はいせつ》されていく過程で、なんらかの原因によりその血中濃度がある一定の限界を超えたときに起こる。

一般に局所麻酔薬は血中濃度が低いと中枢神経に対して鎮静的に作用し、高くなると刺激的（興奮的）に作用する。

血中濃度が三〜四μg／mℓ以上になると中枢神経を刺激することによって、吐き気、震え、胸のどきどきが止まらない心悸亢進《しんきこうしん》、手足のけいれん、異常な味やにおいを感じるといった症状が起こる。そして一〇μg／mℓを超えると、意識を失い、全身がけいれんし、呼吸が止まる緊急事態となる。

中枢神経の刺激症状が出現した場合、ジアゼパムやミダゾラムなどの鎮静剤を注射すれば、普通は症状は落ち着く。

麻酔薬が直接血中に大量に流れ込むことになって、いきなり全身けいれんが起こった場合は、人工呼吸を行いながらジアゼパムやミダゾラムなどの鎮静剤を注射し、けいれんを止める。短時間で麻酔薬の血中濃度は低下するので、人工呼吸を行いつつ、脈拍数や血圧を慎重にチェックしながら対応する。

局所麻酔薬中毒は、あわてず、適切に対応すれば決して致命的にはならないはずである。

このような局所麻酔薬中毒は、肝機能に障害のある（薬を分解したりたんぱく質を合成する肝臓の機能が低下している）患者さんの場合や、血管が集中している場所に局所麻酔薬が注入されたり、局所麻酔薬を注入したところで出血を起こすなどして、薬の吸収が異常に速くなった場合や、局所麻酔薬の注入が何度もくり返されて、その総量が過剰になった場合に起こりやすい。

アナフィラキシーショックのこと――

アナフィラキシーショックとは、薬物に対する異常で強烈なアレルギー反応で、局所麻酔薬の注入によっても起こりうる異常事態である。

初めは胸が苦しくなったり、全身にかゆみを覚え脱力感に襲われたり、口の中に異常な味やにおいを感じるといった症状を示すとともに、血圧が低下していく。そして全身のじんま疹《しん》のほか、呼吸困難、不整脈、血圧のさらなる低下などが起こり、最悪の場合は心停止に至るというものである。

手術に臨む医療関係者はすべて、このようなことが起こりうることを知って、備えておかなければならない。落ち着いて対処すれば回復できるからである。

アナフィラキシーショックを疑う症状があったら、直ちに手術を中断して、このショックに対する治療を開始することになる。

まず酸素吸入を行い、手術前の準備段階で点滴による静脈路が確保できている場合は、輸液の急速点滴やエフェドリン、アドレナリンなど血圧を上げる薬を入れて、低血圧の改善を図《はか》る。呼吸困難に対してはアミノフィリンやアドレナリンなどの気管支拡張薬を注入する。これらの処置を行っているあいだ、脈拍や血圧など、生命体の基本的な状態を示すいわゆるバイタルサインをチェックしつづけ、経過を観察する必要がある。

実際に私が体験した例を以下にご紹介しよう。

患者さんは二四歳の男性。扁桃《へんとう》肥大のため扁桃摘出手術が行われたときのことである。局所麻酔のもとで扁桃摘出を進めているとき、止血剤を点滴で入れたところ、すぐに患者さんは胸の苦しさを訴え、呼吸はぜん息のようになり、全身は紅潮し、血圧はみるみる低下していった。

これはその突然の症状から「アナフィラキシーショック」と判断され、直ちに手術を中止し、私が指示者となってショック治療に移った。このような緊急事態の場合、誰か一人が指示者にならないと一貫した治療ができず、事態を混乱させるばかりとなる。この場合は麻酔の責任者である私が指示者となったのである。

まず、手術部の控え室にいる手のあいた麻酔科医たちを呼び集め、どんなことにも対応できるようにメンバーをそろえた。

麻酔の介助をしていた看護婦には、血圧や脈拍数を見ることのできるモニターでバイタルサインの観察に集中してもらうことにした。彼女には、ほかの仕事を一切させないようにして、バイタルサインの時々刻々の変化を私に報告させ続けた。

私は、ほかのメンバーの役割分担も決め、直ちに治療を開始した。

まず行ったのは人工呼吸である。気管内挿管（気管内に人工呼吸のためのチューブを挿入する）をして、そこから酸素を送り込みながら、人工呼吸器による呼吸補助を行ったのである。

それと同時に、血圧の低下に対応しようと下肢を高く上げさせ、からだの水分を補給する輸液の急速点滴を開始した。

さらに心臓の収縮力を維持するためのカテコラミンや、呼吸器症状を改善させるためのアミノフィリン、抗ショック薬としてのステロイドホルモンなどを注入した。

こうしているあいだにも血圧は下がりつづけた。

高いほうの血圧が五〇㎜Hgを割り、低いほうは二〇㎜Hg台を切るところまでいったが、さらに薬品を変えながら追加投与し、それぞれが分担している役割をきちんと果たしているうちに、やがて血圧が上がり始めた。

下のほうの血圧も二〇㎜Hg台から三〇、四〇、五〇と回復し、ついに八〇台にまで回復、このとき上のほうの血圧も一二〇までに回復した。メンバーのほっとした表情と、額《ひたい》に滲《にじ》み出る汗が強く印象に残っている。

しかしこれで一件落着というわけにはいかない。手術はまだ終わってはいないのだ。呼吸系も循環系も十分立ち直ったと判断してから、執刀医と相談し、麻酔を全身麻酔に切り替え、手術を再開した。

慎重にその経過を観察し、ほとんどのメンバーにも残ってもらっていざというときに備えたが、幸いその後は順調に進み、無事手術を終えることができ、患者さんも回復室へと移っていった。その後、念のためＩＣＵに入ってもらったが、回復も順調で、患者さん自身はまるで何事もなかったかのようであった。もちろん、手術後に手術中の出来事に関して十分な説明を行い、今後は止血剤に対してアレルギーがあることを患者さん自身が医師に申告し、その使用はやめるべきであることを伝えた。

アナフィラキシーショックに対しては、何よりも落ち着いて順序よく対処することが大切だが、この例からも推察できるように、基本的な設備はもとより、薬品などの備えや、時には人員も確保しておかなければならない。

局所麻酔による比較的小さな手術とはいえ、手術とはそれだけリスクを抱えた医療だということである。

③「脊椎麻酔」や「硬膜外麻酔」という、脊髄神経に近いところで局所麻酔薬を作用させ、比較的強い、そして広い範囲の麻酔領域を得て行う手術

この麻酔方法はごく普通に、一般的に行われており、「下半身麻酔」とか「腰椎《ようつい》麻酔」とも呼ばれている。

直腸、結腸、虫垂《ちゅうすい》など、下部消化管の手術や、子宮、卵巣、膀胱《ぼうこう》、尿道など骨盤内にある臓器の手術、下肢の手術は、全身麻酔を行うことなく、この脊椎麻酔や硬膜外麻酔のみで行うことも少なくない。胃、大腸など上腹部の手術や開胸手術（肺の手術）、乳房の手術にも、硬膜外麻酔を持続硬膜外麻酔という方法で行い、全身麻酔と併用する。

手術後の痛み止めにも有効――

右にあげたような手術は、もちろん全身麻酔だけで手術をすることも可能であるが、硬膜外麻酔を併用すると全身麻酔薬や筋弛緩薬の量が少なくてすむ。したがって、麻酔からなかなか覚めない、つまり覚醒が遅延するというようなことが少なく、手術終了後の麻酔からの覚醒が早い。さらに手術後の痛みに対し、硬膜外麻酔を持続することによって、全身に影響の及ぶ中枢神経機能を低下させることなく、その痛みを取り除くことが可能となる。

図-3 ●硬膜外麻酔の概念

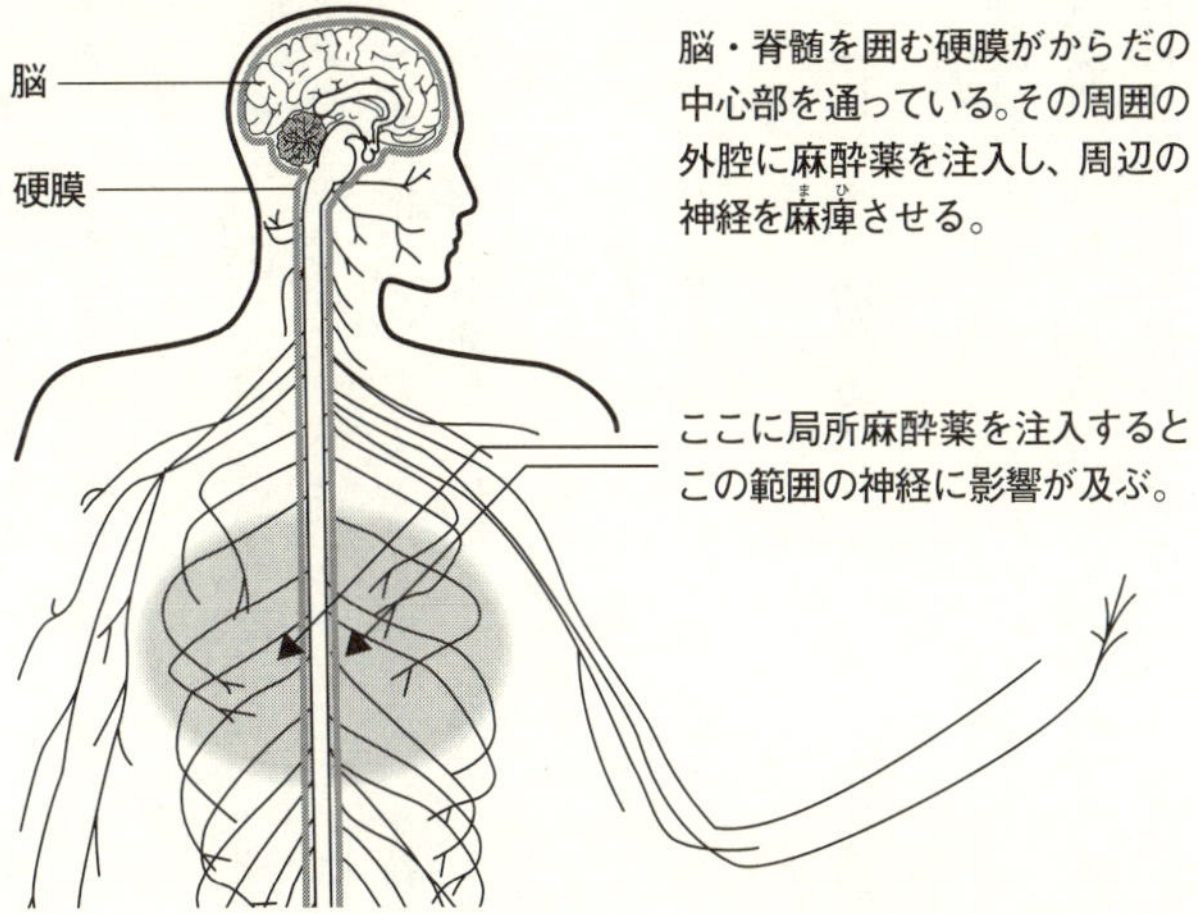

脳・脊髄を囲む硬膜がからだの中心部を通っている。その周囲の外腔に麻酔薬を注入し、周辺の神経を麻《ま》痺《ひ》させる。

図-4 ●硬膜外麻酔の打ち方

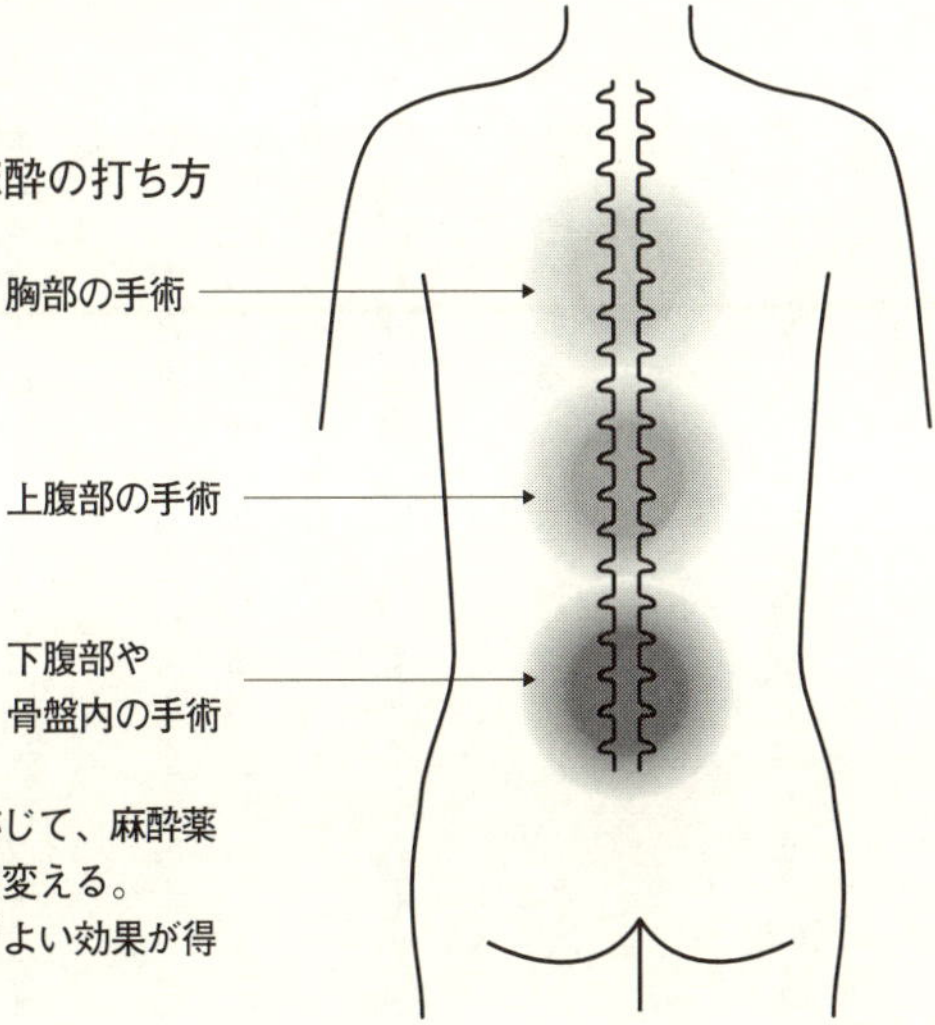

手術する場所に応じて、麻酔薬を注入する位置も変える。
それによってよりよい効果が得られる。

これまでは手術後の痛みに対しては、モルヒネなど、中枢神経にはたらきかける麻薬が使われてきた。しかし麻薬は中枢神経の機能をダウンさせ、意識をもうろうとさせたり、種々の反射を抑制してしまう。

ところが硬膜外麻酔の場合は、手術のあとでも局所麻酔薬を注入することができ、意識レベルに影響を及ぼすことをまぬがれる。これは、手術後の患者さんのクオリティー・オブ・ライフ（日常生活の質）にとって重要な意味を持っている。

痛みはなんとか抑えられたが、意識がもうろうとして、人と話をすることもままならず、ただただ眠るしかないという状態をまぬがれ、あたまのはたらきを保ちながら痛みを止めることができるのであるから、クオリティー・オブ・ライフはぐんと向上する。

これはガンなどの重い病気におけるターミナルケア（終末期医療）にも、もちろん応用できることである。

痛みに対する治療方法は今、このように格段に進歩しつつある。

硬膜外麻酔はどのように行われるか——

硬膜外麻酔は、具体的には丸めた背中の所定の位置に針を刺し、これを脊髄をとりまく硬膜の外にある硬膜外腔《こうまくがいくう》へと差し込んでいくところから始まる。

図-5 ●硬膜外麻酔の方法

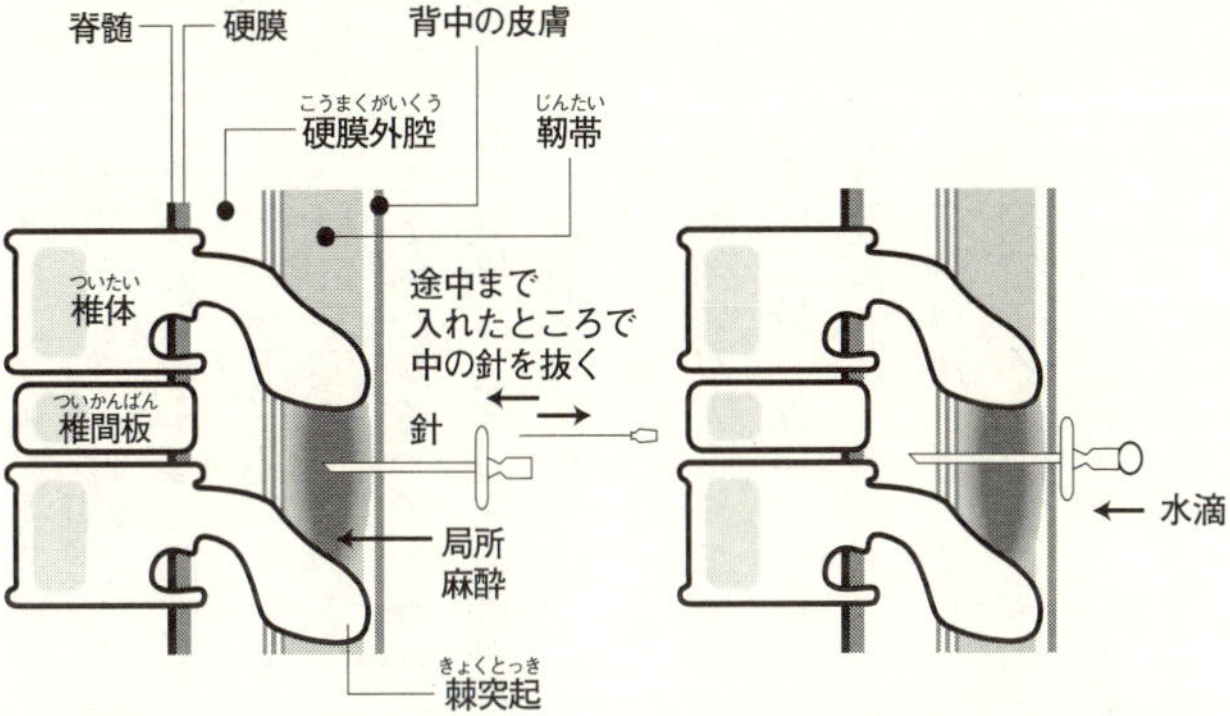

①背骨のごつごつしたところ(棘突起)の間で、針を靭帯に固定するまで差し込み、内側の針を抜く。

②水滴をつけて、さらに針を差し込んでいく。針が硬膜外腔に達すると陰圧で水滴が吸い込まれる。

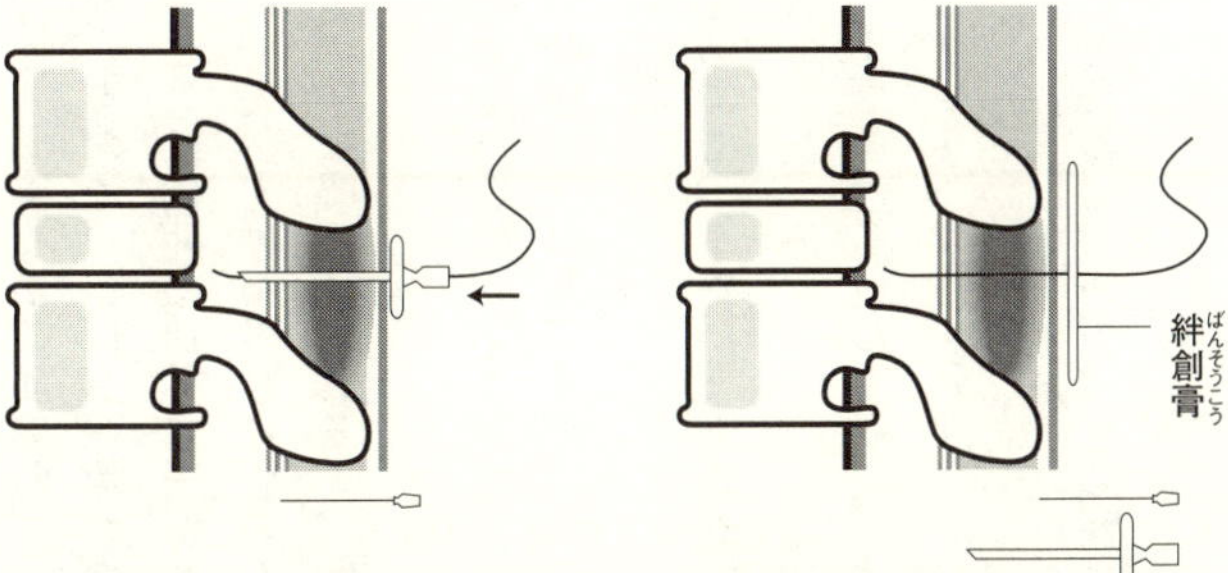

③針を通して、テフロンのチューブを硬膜外腔まで入れる。

④外側の針も抜き、チューブだけを残し、皮膚のところで絆創膏を使って固定しておく。
このチューブが麻酔薬の通り道となる。

針を刺す位置は、手術をする場所によって変わってくる（図―3、―4参照）。

ちなみに硬膜というのは頭蓋《ずがい》内で脳をおおう膜と同じもので、これが脊髄までずっとつながっている。その硬膜のすぐ外側の空間が硬膜外腔で、ここは周囲と比べて圧が低いため、何かが入ってくれば、吸い込む。この性質を利用して、刺した針が硬膜外腔に届いたかどうかを判断している。針の手元に水滴をつけておき、これが針の中に吸い込まれると、針の先が硬膜外腔に届いたことがわかるのである（図―5参照）。

硬膜外腔は硬膜に包まれた脊髄神経根と血管、それに脂肪組織がある腔であり、ここに麻酔薬を注入すれば脊髄神経根を通って、周辺にまで無痛範囲が広がり、さらにそこから伸びる神経にまで麻酔効果が広がっていくことになる（図―3参照）。

どこまで麻酔効果が広がっているかは、皮膚に氷をあてて、冷たいと感じるかどうかで知ることができる。麻酔が効いてくると氷をあてても冷たいと感じない。

針が硬膜外腔に入ったあと、テフロン製の細いチューブを差し込んでいく。そしてチューブの先端が十分硬膜外腔に入ったら、外側の針を抜き、チューブだけを残す。これをからだの外では絆創膏で固定するのである（図―5参照）。

このチューブが局所麻酔薬の注入路となる。手術後を含めて、いつでも必要なときに、ここから局所麻酔薬を注入し、痛みを抑えるのである。

針を間違いなく硬膜外腔に差し込むように、そしてチューブを挿入したところがずれないように、もちろん患者さんに違和感を与えないように、また、手術中にチューブが圧迫されて閉《へい》塞《そく》してしまい、せっかく硬膜外腔への注入路を確保したのに利用できないということにならないように等々、麻酔科医はこの仕事を注意深く行う。

なお、初めに針を刺す前に広範囲の消毒をしたうえで、針を刺すための局所麻酔を十分に行う。針を刺したときや、さらに差し込んでいくときに痛みがあると、せっかく入りやすいように広げたからだの部分が閉じてしまうからである。

この針の刺し入れは患者さんのからだをエビのように丸めてもらってから、患者さんの目に見えない背中で行われるので、患者さんにとっては不安をともなう。そこで麻酔科医は次のように、患者さんに常に何かを語りかけながら安心させたり、一つ一つの操作を具体的に説明したりしながら行うようにしている。

「針を入れるための痛み止めの注射を打ちますよ。チクッとしますけど我慢してくださいね」

「気持ちが悪くなったら言ってください」

「これから針を入れます。麻酔を打ってあるので痛くありませんよ。何かあったら言ってくださいね」

「針を抜きます。これからチューブを入れます。なんともありませんね」

「さあ入りました。絆創膏で留めておきます。ここから痛み止めを入れるので安心していてください」

意識がある状態での麻酔の怖さ――

硬膜外麻酔や脊椎麻酔に限らず、局所麻酔で意識のある状態で手術を受ける患者さんは、痛みそのものからは解放された状態にあるものの、精神的なストレスによって、つまり今行われている手術に対して不安や恐怖を感じることにより、自律神経系が極度な緊張状態となる。

それによって交感神経が緊張し、交感神経末端からカテコラミンが放出される。このカテコラミンは血管を収縮させ、その結果血圧を上昇させる。また心臓に作用して脈拍数を増加させ、さらに不整脈を起こさせるように作用する。血管収縮、血圧上昇、脈拍数増加という循環系の三つの変化は、患者さんの状態によっては、心臓を動かす心筋の酸素消費量を上げて酸素不足(虚血《きょけつ》)におちいらせ、ポンプとしての心臓の機能を著しく損なうことになり、心筋梗塞など、危険な病気を発症させかねない。

このような反応を抑えるのは、麻酔科医や手術室専属看護婦のきめ細かい対応と、上手な鎮静剤・鎮痛剤の使用をおいてほかにない。

手術室で局所麻酔に併用される鎮静剤や鎮痛剤としては、ジアゼパム、フルニトラゼパム、ミダゾラム、ペンタゾシン、ブプレノルフィンなどがあるが、これらは手術室ではほとんど静脈注射で注入される。ただし、こうした薬剤を注入したときは、血圧と呼吸数およびパルスオキシメーターによる血中の酸素の量の変化に、細心の注意を払わなければならない。なぜなら鎮静剤はすべて意識レベルを落とし血圧を下げる薬だからである。このようなことも麻酔科医の仕事なのである。

「先制麻酔」による痛み防止効果――

ところで、局所麻酔を行わずに抜歯をしたり、外科的処置を行うと、後々いつまでたっても痛みが持続するが、十分局所麻酔を行って処置をすると麻酔効果がなくなっても痛みが起こってこないという経験を持っている人は少なくない。

このような麻酔は、痛みの刺激やいろいろな侵害による刺激がからだを襲う前に、十分な無痛領域を得ておけば、侵襲後に持続するはずの痛みを防止できるという意味で「先制麻酔」といわれることがある。

この先制麻酔という概念は私たち麻酔科医にとってはたいへん重要なものである。「患者さんを手術侵襲からいかに守るか」ということにつながる概念だからである。

具体的には、手術侵襲による刺激が入ってくるところ、つまりメスを入れる局所により近いところで、神経をこまめにブロックするということである。

たとえば、胸を開いて行う手術の際には、全身麻酔と硬膜外麻酔に加えて、肋間《ろっかん》神経をブロックする麻酔を併用する。また、お腹《なか》や頭を開いて行う手術の際には切開した局所に局所麻酔薬を注入する。開腹後、消化管を動かしたりするときには、腹腔神経叢《ふくくうしんけいそう》をブロックする麻酔を行う。鼠径《そけい》ヘルニアなどの手術の際には大腿《だいたい》神経をブロックする麻酔を併用する。こうすることによって侵襲後の痛みを防ぐのである。

④全身麻酔が必要な手術

全身麻酔を用いればどのような手術でも可能であるが、先に述べた全身麻酔以外の方法で手術できるなら、できるだけ全身麻酔は避けるべきである。

全身麻酔は無痛状態をつくるために、人間が生きるために必要な、呼吸などの基本的な機能をすべて抑制してしまうからだ。これはからだにとって決してよいといえる状態ではなく、生命の危機にさらされるような事態も起こりうる医療であることを知らなければならない。

もちろん、私たち麻酔科医は、そのようなことが起こらないように全力をあげて取り組むが、予期せぬ事態が起こらないとも限らない。

ところが手術を必要とするほとんどの患者さんは「麻酔は全身でお願いします」「痛くない

ように、そして意識はないほうがよい」と希望する。患者さんが全身麻酔を希望する気持ちは十分に理解できるが、安易に全身麻酔を選択してはならない。全身麻酔は「最後の手段」とする考え方が大切なのである。

しかしそうはいっても、頭蓋内や顔面の手術、喉《のど》や首周辺、腕、胸、上腹部（食道・胃・肝臓・胆《たん》のう・膵臓《すいぞう》など）の手術には、一般的に全身麻酔が必要である。

脊椎麻酔や硬膜外麻酔のもとで行われることが多い、下腹部（直腸、結腸など）や骨盤内臓器（子宮、卵巣など）、四肢の手術でも、何時間もかかるようなケースでは、全身麻酔が必要になる。脊椎麻酔や硬膜外麻酔による手術の場合は同じ体位を保つ必要があるのだが、何時間もじっと同じ体位でいることは、患者さんにとってあまりにも苦痛が大きいので、鎮静剤を投与するか全身麻酔を併用する必要がある。

全身麻酔の薬――

全身麻酔に使われる薬物は全身麻酔薬であるが、この薬物は、血流に乗って中枢神経へ運ばれ、ある一定の血中濃度になると中枢神経の機能を抑制する。

そのため「痛みがない」という、ある意味では異常な状態をつくり出すことができる。

血流への乗せ方、つまり麻酔薬を血中に入れる方法としては二種類ある。一つは静脈に注射する方法である。もう一つの方法は、呼吸で吸入させ、肺から肺胞へ、そして肺の血管内へと拡散させ、血液の中に溶け込ませる方法である。前者を静脈麻酔薬を用いた「静脈麻酔」といい、後者を吸入麻酔薬を用いた「吸入麻酔」という。

静脈麻酔薬としては現在、バルビツレート、プロポフォール、ケタミン、そして麻薬のモルヒネとフェンタニールという、五種類の薬剤がよく使用されている。

吸入麻酔薬には、もともとガス状のものと、常温では液体で、これを揮発させてガスとして吸入させる揮発性吸入麻酔薬とがある。前者は笑気ガスであり、後者は現在わが国ではハロタン、エンフルレン、イソフルレン、セボフルレンの四種類が使用されている。古くはエーテルが揮発性吸入麻酔薬としてよく使用されていたが、現在では使用されていない。

「笑気ガス」物語——

ところで「笑気ガス」は麻酔薬の歴史の一ページを飾るガスだが、一九世紀中頃のある時期、医学的にはまったく無視されていた。というのも、これを麻酔薬に用いたアメリカの歯科医ウェルズが、公的な実験の場で失敗したためである。

しかし、笑気ガスの麻酔効果を発見したウェルズの功績は、それによって損なわれるものではない。

ウェルズが麻酔薬に応用するまで笑気ガスは見世物の素材に用いられていた。このガスを吸うとひきつった笑い顔になるからだった。ちなみに「笑気ガス」とは英語の「ラーフィング・ガス」の訳語である。

さて、患者さんの抜歯の痛みをなんとかしたいと、日々案じていたウェルズがたまたまその見世物に出くわしたとき、それを吸った客が、脛《すね》を階段にぶつけたにもかかわらず平気でいたのを見て驚いた。「痛くないのだろうか」と。そしてピンとくるものがあった。このガスは無痛をもたらすのかもしれないと考え、さっそく診療所に帰り、自分を実験台として抜歯に用いてみた。そうして無痛効果を確認したウェルズは患者さんの治療にもこのガスを用いた。すると、直感したとおり「痛くない」のであった。たちまち近隣の評判になったのはいうまでもない。痛みなしで抜歯できるのだから、患者さんにとってはまさに福音であった。

ところがこれをインチキよばわりする人もいたので、公開実験をすることになった。しかしウェルズは、十分麻酔が効く前に抜歯にとりかかってしまい、そのために患者さんが痛みを訴え、実験は失敗に終わったという。

以後一時的に、笑気ガスは公的に麻酔薬として用いられなくなったのである。

もちろん実際には麻酔効果があるので、後にはその効果が科学的に認められ公に用いることができるようになり、現在に至っている。麻酔は魔術的に見えなくもないから、誤解も生じやすい。笑気ガスはまさにその典型だったわけで、麻酔薬開発史の一側面を見事に物語っているのである。

閑話休題。さて、これらの全身麻酔薬を調整して、麻酔中に使う筋弛緩薬とあわせて全身麻酔を行っている。

筋弛緩薬の効果——

ところで「筋弛緩薬」は麻酔管理下においてのみ使用される特殊な薬物である。この薬物は鎮静剤や鎮痛剤ではなく、神経と筋肉が接合する部分における刺激伝達を遮断し（図-6参照）、筋肉が弛緩した状態をつくり出す効能を持っている。

たとえば腕を曲げようという意思による行動はもとより、熱い物に触れて思わず手を引っ込めるといった反射的な動きも、神経から筋肉へと刺激が伝わり、それで筋肉が収縮することによって起こる。

この刺激の伝達が筋弛緩薬でさえぎられるのだから、からだの自由がまったくきかなくなる。こういう恐ろしい薬を用いるのは、もちろん手術のためである。手術中に患者さんのからだが反射的な動きをしたりするのは大変危険なことである。執刀医の思うがままに、つまり手術しやすいように、任意に動かすことのできる状態がベストであり、そのために筋弛緩薬を用いる

図-6 ●筋弛緩薬の概念

①刺激が神経から筋肉に伝わり、
筋肉が収縮・弛緩することによって、人は動く。
このとき神経と筋肉のあいだで
刺激情報を伝達する物質が
活発にはたらく。

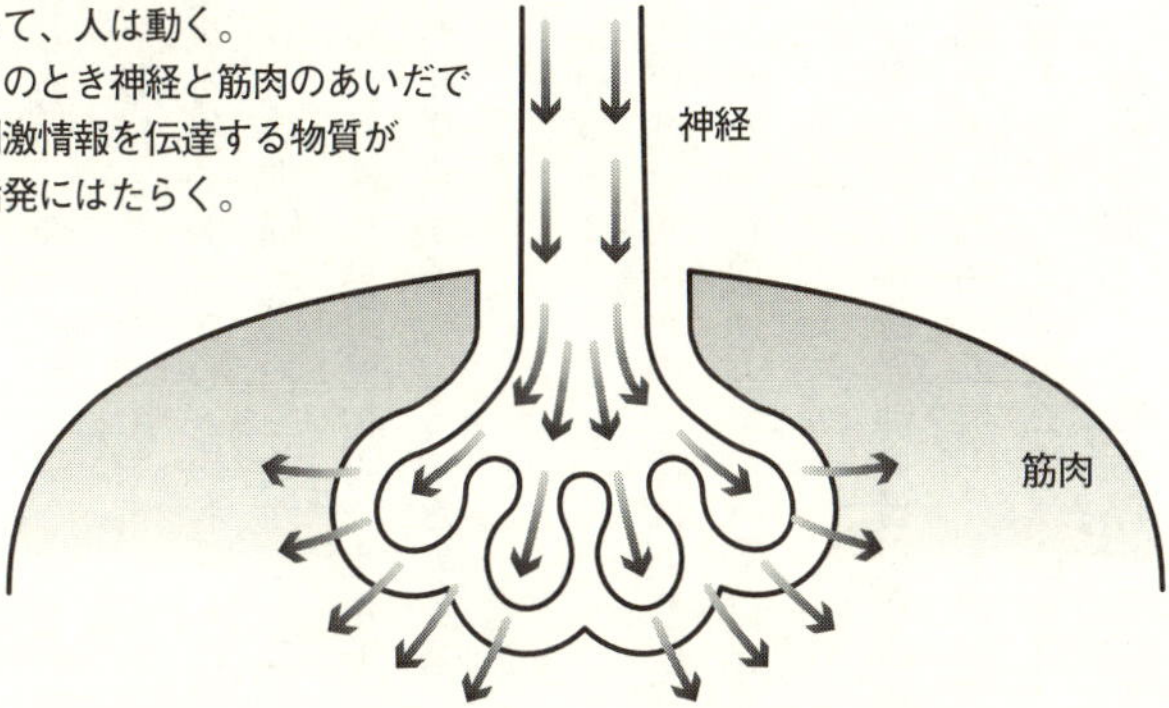

②筋弛緩薬は、
刺激を伝達する物質を
はたらかなくさせる。
それによって、刺激が
神経を伝わってきても
筋肉に伝わらず、人は
動けなくなる。

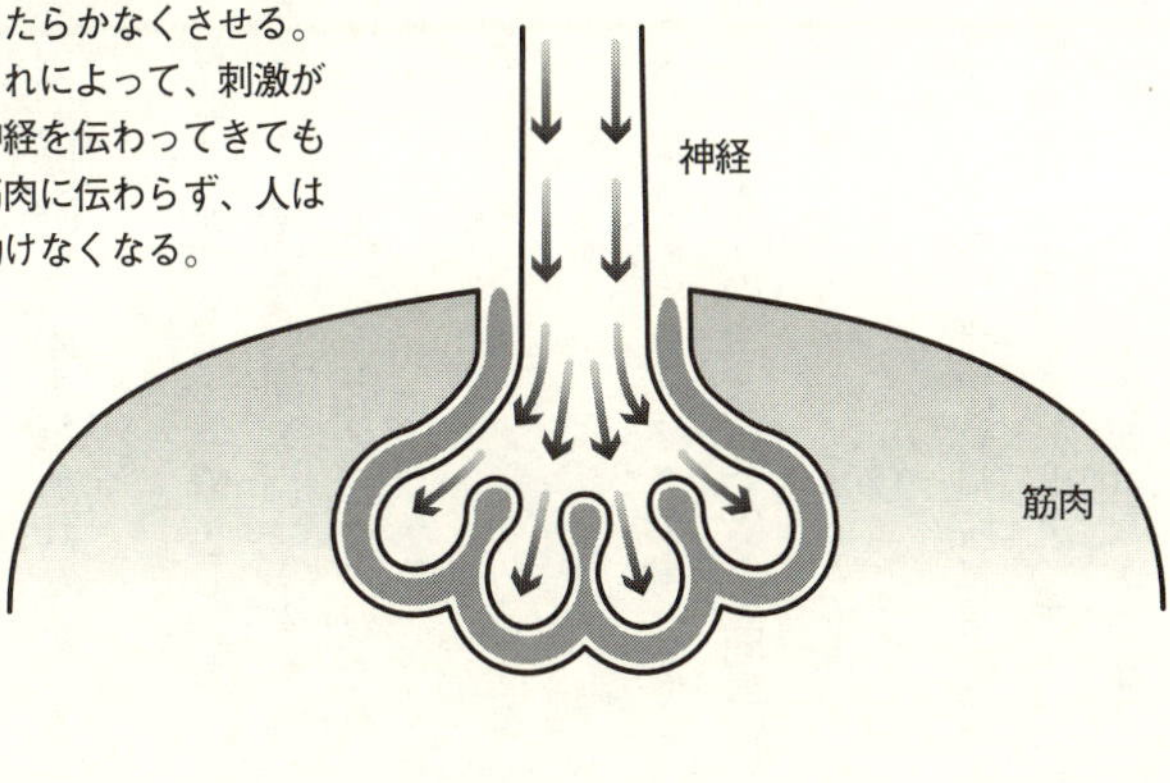

のである。

しかし、この筋弛緩薬を投与すると、やがて呼吸するための横隔膜《おうかくまく》の運動も行われなくなる。つまり自発呼吸機能が失われてしまうのである。

こういう効果を持つ薬だから、患者さんに投与するときには必ず意識がない状態にしておくことと、人工呼吸の準備が必須の条件となる。そして、このような危険な側面を持つ薬だからこそ、私たち麻酔科医は全身麻酔時でも可能な限り少量の使用にとどめる工夫をこらすのである。硬膜外麻酔を併用するのもそのためである。

フグ中毒と筋弛緩薬――

ちなみに筋弛緩薬を使ったのとほぼ同じ状態をつくり出してしまう例としてフグ中毒がある。意識はあってもからだは動かない。呼吸は止まり、瞳孔《どうこう》も開いてしまうので、「死んだも同然」の状態となるのである。

これについて私は二〇年ほど前に貴重な体験をしている。

まだフグ中毒がどんなものか詳しくわからなかったとき、広島大学医学部附属病院に五〇歳代の男性の患者さんがフグ中毒で運び込まれてきた。直ちに解毒療法をほどこし必死の手当てをしたのだが、瞳孔は開き、呼吸も停止し、あとは人工呼吸をほどこすしか手段はなかった。

それで人工呼吸を行って治療をしている最中、私たち研修医は「自分で勝手にうまいものを食べてこんなことになって」などとムダ口を叩《たた》いたりしていた。ところが、実は患者さんにはすべて聞こえていたことがあとでわかった。

幸いなことに毒が消え生命をとりとめた後、すっかり回復してからのことだが、私の同僚が病室にその患者さんを訪ねていったところ、「先生、わしの悪口をずいぶん言っとったね」と笑顔で言われたのである。

「え？」と思って聞いてみると、手当てを受けているあいだじゅう、意識ははっきりしていたし、声もしっかり聞こえていたというのだ。

そのとき初めて、フグ中毒は筋弛緩薬とまったく同じような結果をもたらすということがわかったのである。話したいと思っても、口のまわりの筋肉が動かない。もちろん手を上げて合図したくても、それもできない。まさに悪夢のまっただ中にいたわけである。

筋弛緩薬がこのような状況をもたらすとすれば、やはりそんな悪夢を見ることなく、もっと深い眠りの中にいたほうがよいことになる。

なお、この患者さんが生還したおかげで、フグ中毒の病態解明と治療法が格段に進歩したことはいうまでもない。

患者さんを観察するシステム――

患者さんが手術室に入り、手術台に移るとまず点滴を一本、普通は腕の静脈に行う。この点滴の針が大きな意味を持っている。その針を経由するルートは手術のあいだじゅう、外から患者さんの体内へ薬などを送り込む補給ルートとなるからである。

針が抜けたり、漏《も》れたりして、大切な補給路（静脈路）が使えなくなってはいけないので、この点滴の針は、外来や病棟で使うときの金属の針ではなく、柔らかいテフロンで外側を包んだ針で、その内側が金属製になっている。柔らかいテフロン針をしっかりと固定するわけである。

そして、麻酔が局所麻酔であっても、もちろん全身麻酔であっても、血圧を測る機器をつけ、四六時中血圧をモニターで監視するとともに、ワッペンのような電極を患者さんの胸部に三つ張りつけ、心電図を監視する。

さらに最近では、指に赤色光を当て、血液に含まれるヘモグロビンという、酸素を運ぶ物質に、どれほどの酸素がくっついているかを測定、パーセンテージで表示する「パルスオキシメーター」という機械が使われている（図-7参照）。酸素が効率よく運ばれているかどうかということは、呼吸機能に問題がないかどうかを示すことでもある。呼吸機能が十分はたらいてい

図-7 ●パルスオキシメーターの端末

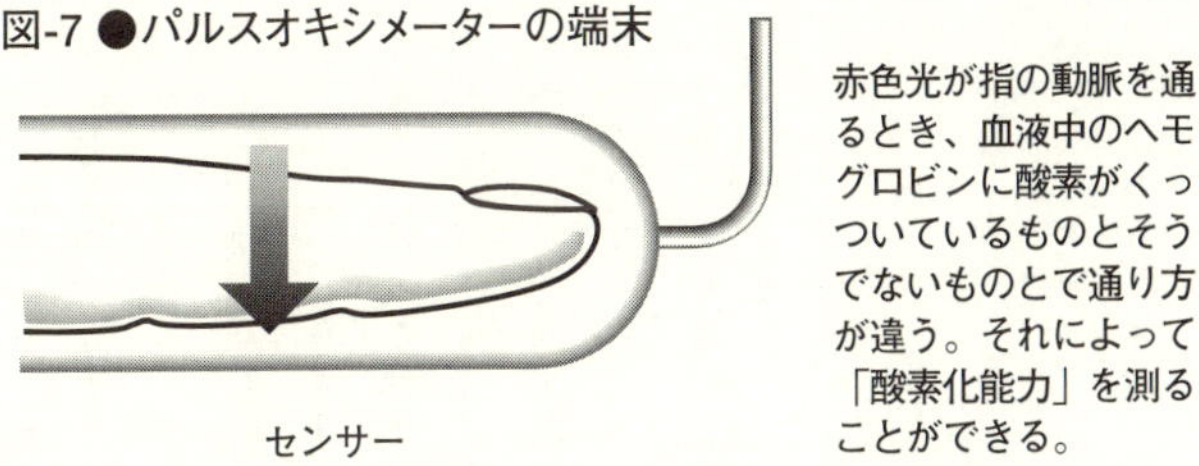

赤色光が指の動脈を通るとき、血液中のヘモグロビンに酸素がくっついているものとそうでないものとで通り方が違う。それによって「酸素化能力」を測ることができる。

図-8 ●麻酔科医の「モニターの三種の神器」

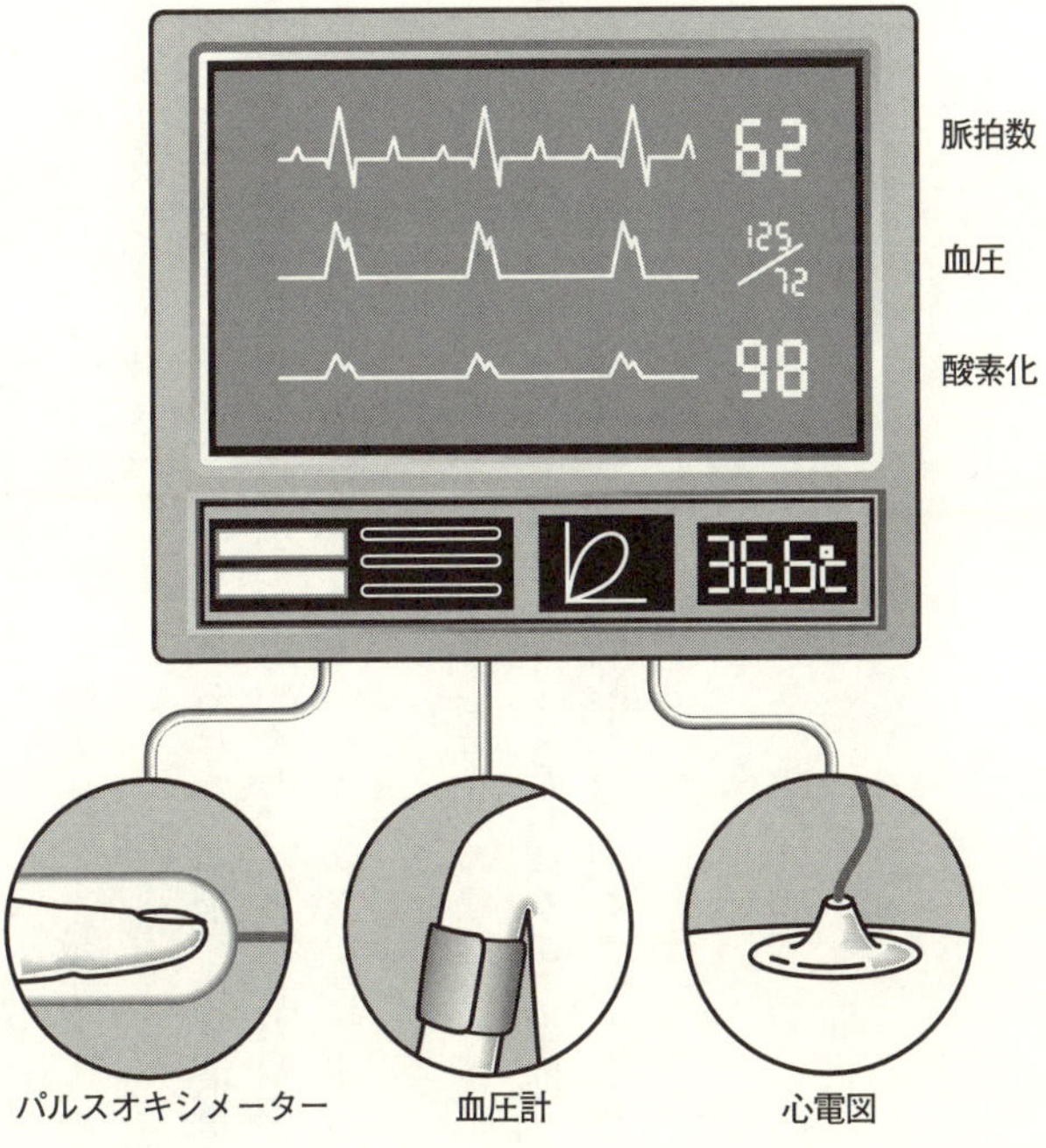

れば、酸素を十分取り入れ（酸素化）、ヘモグロビンにどんどん酸素がくっついて、その酸素をからだのすみずみに運ばせることになる。つまり、ヘモグロビンの酸素運搬率を示すパーセンテージをチェックすることは呼吸機能の評価を意味する。

また、酸素は血液の中で、ヘモグロビンと結合したかたちで存在するほか、血液の中に溶解して「分圧」を示すかたちで存在する。この場合の単位は㎜Hgとなる。そしてこの両者の関係を示すラインが酸素解離曲線であり、これも「パルスオキシメーター」のモニターで常時観察することができる。

かくして、血圧と心拍のようす、それに呼吸機能という、手術中の患者さんの状態をチェックする最も重要なポイントを、患者さんの頭のそばに置かれたモニターで常時観察する準備はできたことになる（図-8参照）。こうした準備が万端整って初めて麻酔をかけることができる。

第四章　全身麻酔がもたらすもの

【実例3】全身麻酔でピンチに！

午前八時一五分、手術室にいつもどおり患者さんが搬送され、粛々《しゅくしゅく》とした進行で、三八歳成人男性にほどこされる、形成外科手術のための全身麻酔の導入（麻酔をかけることを麻酔科医は「導入」という）が開始されていた。

血圧計、心電図、パルスオキシメーターのモニターによるチェックが行われ、上腕部に確保した静脈路から、筋弛緩薬《きんしかんやく》とバルビツレート（静脈麻酔薬）が、私の指示のもと、手術室専属看護婦により注入された。その前にフェンタニールという麻薬も鎮痛剤として、すでに注入されていた。

麻酔科医である私は、麻酔器を通じて流れてくる酸素を用いて、酸素マスクによる人工呼吸を行いながら、静脈路から注入される薬液の流れを目で追っていた。人工呼吸が十分にできる状態であることを確認しながら、気管内にチューブを入れる「気管内挿管」をするタイミングを待っていた。

突然、手にした人工呼吸用バッグの握りが硬いことに気づいた。

「バッグが硬いな……」とつぶやいた。

しかしこれは、筋弛緩薬が効いてくる前の硬さであろうと考えた。

ベテラン看護婦の遠藤君（仮名）が「筋弛緩薬とバルビ（バルビツレートの略語）入りました」と復唱した。薬液が注入されたあと、その事実を復唱するのはルーチンワーク（決まった仕事）になっている。

「ありがとう……」。私は返事をしたが、バッグの硬さがやはり気にはなっていた。

私はこのとき、手術前に患者さんを訪れた際、「アトピー性皮膚炎と鼻アレルギーがありますが、薬のアレルギーはありません」とこの患者さんが申告したことを思い出した。

「ぜん息発作かな？」

アレルギー体質の人にバルビツレートを使うと、まれにではあるがぜん息の発作が起こることがある。したがってぜん息の患者さんにはバルビツレートは禁忌《きんき》（使用してはいけない）となっているのだが……。

私はバッグによる人工呼吸を行いながら、バッグが柔らかくなってくれることを祈り、さてどうするか？　と考えていた。

呼吸機能を示すパルスオキシメーターの数値が九八から九七、九六、九五と徐々に低下する……人工呼吸はまだ十分できていない。

「遠藤君、聴診器を耳につけてくれる？」

私の両手は、酸素マスクを保持することとバッグを握ることでふさがっている。遠藤君はすばやく聴診器を私の耳につける。そして先端を患者さんの胸に当てる。

ギーギーと異常な呼吸音が聞こえる。

「ぜん息発作だ！」

一刻も早く気管内挿管をし、気道を確保し、ぜん息発作をおさめるための気管支拡張剤を入れる必要がある。

患者さんの顔面が少し青い！　酸素が足りなくなりつつある証拠だ。

「挿管しよう！　ネオフィリン（気管支拡張剤）とステロイドが要るね」

遠藤君は気管内挿管に必要な喉頭鏡《こうとうきょう》を私に渡しながら別の看護婦に「ネオフィリンとソルメ（ステロイドホルモン）を一本ずつ持ってきて！」と指示する。

喉頭を開くと気管の入口が見えた。私は「大丈夫だ、気管内挿管ができれば治療ができる。大丈夫だ」と自分を落ち着かせた。

気管の中に滑り込ませるように柔らかいチューブを入れる……気管内挿管完了！……気道は確実に確保された。

しかしバッグは依然として硬い！　バッグを押すと少し胸が上がるが、呼気は出てこない。

やはりぜん息発作である。

「バリバリ言ってるね、ぜん息発作だね」

遠藤君はうなずいた。遠藤君はすでに、ネオフィリンとステロイドを注入できるように用意していた。

「ネオフィリンを点滴の中に二五〇ミリグラム入れて、ソルメは二五〇ミリグラムをゆっくり静注（静脈注射）してくれる？」

私は冷静に指示を出すことができた。

パルスオキシメーターの数値は依然として九五を示している。酸素がからだに十分入っていない数値であるが、「大丈夫、これでいいはずだ」と私は自分に言い聞かせた。「慌ててはいけない。薬が効いてくれれば数値は上がってくるはずだ」

バッグの硬さが少し軽くなってきたような気がしたとき、パルスオキシメーターの数値が九六を示した。

「よし、効いてきたぞ。大丈夫だ」

手術室内に少しほっとした空気が漂い、みんなが「よくなってきましたね」と私に言った。

バッグの感触はどんどん柔らかくなっていく。

「ぜん息が治ってくると痰《たん》が出てくるね。吸引の準備をしようか」と遠藤君の顔を見た。

遠藤君がうなずいた。

「アレルギーがある患者さんにバルビを使うのは、やはり要注意だな」

私は誰にともなくつぶやいた。

どんなに小さな手術における麻酔でも、実際にかけるとなると、さまざまな問題が起こりうることを述べてきたが、ここで、全身麻酔をかけるとからだにどんなことが起こるか、詳しくみていくことにしよう。全身麻酔をかけるような手術は、患者さんや周囲の方々にとって、最も大きな不安をともなう医療だからだ。

中枢《ちゅうすう》神経機能（脳の機能）への影響

全身麻酔薬が静脈注射や吸入によって体内に入ると、中枢神経機能が抑えられ麻酔状態がつくられる。念のためくり返すと、麻酔状態というのは、無痛であること、有害な自律神経反応がないこと、筋弛緩状態にあること、可逆的であること、この四つの条件を満たしたときの状態である。

逆にこういう状態をつくり出す薬物が全身麻酔薬といえる。ところが全身麻酔薬は中枢神経のうち「痛み」を感じる機能だけを選択的に抑えてくれるわけではなく、「痛み」を感じる中枢神経のほかの機能もすべて、おしなべて抑制してしまう。

つまり全身麻酔薬は「痛みのない楽園」を患者さんに提供するが、その楽園を得ることと引き換えに、意識レベルを維持する脳の機能など中枢神経機能を抑制した状態にする。つまり意識を失わせる。

抑制の程度や中枢神経のどこへどのように影響するかは、麻酔薬や麻酔法の違い、麻酔の深さにより異なる。だからこそ専門の麻酔科医による管理が必要なのである。

中枢神経機能の抑制と関連して麻酔管理上重要な問題は、「全身麻酔はすべての正常な反射を抑制する」ことである。

呼吸の抑制、咳嗽《がいそう》反射（気管に物が入ったときに反射的に咳《せき》をして、これを排出する機能）の抑制、血圧を調節する自律神経反射の抑制など、中枢神経の支配下にある「反射」はすべて抑制されてしまうのである。

呼吸機能（酸素を取り入れて二酸化炭素を排出する肺の機能）への影響

肺の呼吸機能は、中枢神経機能と密接に結びついており、全身麻酔薬のほとんどのものは呼吸機能を抑制しようとする。

人の呼吸は、からだに酸素が少なくなり二酸化炭素がたまってくると呼吸の回数を増やし、二酸化炭素を体外に排出しようとする。逆に酸素が多くなり二酸化炭素が減少してくると呼吸回数を低下させ、二酸化炭素をためようとする。

この反応を全身麻酔薬は低下させる。そして手術を行えるほどに麻酔深度（麻酔の程度）が深くなると、呼吸は完璧《かんぺき》に抑制され呼吸停止状態となる。

全身麻酔をすると呼吸しなくなるのである。

呼吸停止状態を放置すれば人は五分以内に死亡する。そのため当然のことだが人工呼吸が必要となる。

人工呼吸は、純酸素（空気の約五倍の酸素濃度）を送り込んで行う。肺は柔らかい風船のような臓器であり、その風船の周囲に血管がへばりついていて、そこへ酸素がくると、酸素と二酸化炭素を交換する。呼吸による酸素の摂取ができなければ人は生きていけない。だから人工的に圧力を加えて酸素を送り込むのである。

①気管内挿管による人工呼吸

麻酔中の人工呼吸は、麻酔をはじめて間もなくはマスクを通しての人工呼吸であるが、麻酔深度がある程度になると気管内挿管によって行われる。これも麻酔科医の重要な仕事で、麻酔がかかっている患者さんの口を大きく開けて、喉頭鏡（先端に小さな鏡のついた器具で、口の中に差し入れると喉の奥のようすを見ることができる）を使って気管内チューブを挿入する。

ところで空気の通り道である「気道」をふさごうとする臓器がある。舌である。これが意外と大きい。仰向けに横たわって意識がなくなるとだらんと下がって気道をふさぐ。

これを持ち上げて気道を確保するために、下あごを上げ気道を開くようにしている。患者さんの歯のようすはあらかじめ調べてあるので、そのことも考慮に入れ、気管を傷つけないように、喉頭鏡を使用しながら、あくまでもやさしくチューブを入れていく。

気管内挿管は最も確実に気道を確保する方法だが、侵襲《しんしゅう》的な方法でもある。気管の中にチューブを入れるのだから、気管粘膜を傷つけたりする可能性もある。麻酔科医はこうしたことを起こさないように、やさしい操作で気管内挿管を行わなければならない。さっさとすばやくこなすことをよしとする風潮があるかもしれないが、それは間違いである。やさしくやさしく、腫《は》れ物に触るように、いたわるように咽頭《いんとう》を開きながら気管内挿管をすべきであると私は考えている。

ちなみに、この気管内にチューブを入れる方法は、近代外科学を大きく発展させた。この方法が開発されるまではマスクを呼吸器（口と鼻）につけて、酸素や麻酔ガスを送り込んでいた。ところがマスクでは不安定だし、頸部《けいぶ》や頭部の手術などには邪魔となる。そこで気管内挿管法が開発された。これによって手術の可能な領域は広がり、何よりも、長時間の手術が可能になったのである。

②酸素バッグと人工呼吸器（麻酔器）

気道を確保した麻酔科医のそばには、酸素バッグと人工呼吸器がある（図―9参照）。酸素バッグは麻酔科医が握ったり、ゆるめたりして、酸素を送り込むためのものである。この手応えは、患者さんの肺の状態、つまり呼吸機能を実際に表すものであり、それによって麻酔深度の調整を行ったりすることになる。もちろん、何時間にもわたって握ったりゆるめたりをくり返すことは体力的にできないから、患者さんの状態を完全に把握したら、人工呼吸器につないで、リズミカルに酸素を送り込むことになる。また、麻酔器を通じて、酸素だけではなく、酸素に混合した吸入麻酔薬を持続的に吸入させることもできることから、麻酔のコントロールも行っているわけである。

全身麻酔のほとんどは仰臥位《ぎようがい》つまり仰向けの状態で開始されるが、この姿勢だと一般に肺は広がりにくくなる。もともと肺の病気を持っている患者さんや、高齢者、あるいは肥満の患者さんにおいては、隅々まで酸素がいきわたらず、無気肺（つぶれた肺）を起こしやすくなる。また酸素を取り入れる肺の力も低下してしまう。

このため、全身麻酔中は人工呼吸器だけに頼ることなく、私たち麻酔科医がひんぱんに酸素バッグを握ったりゆるめたりして補助呼吸または調節呼吸をする必要がある。呼吸のコントロ

図-9 ●麻酔器のしくみ

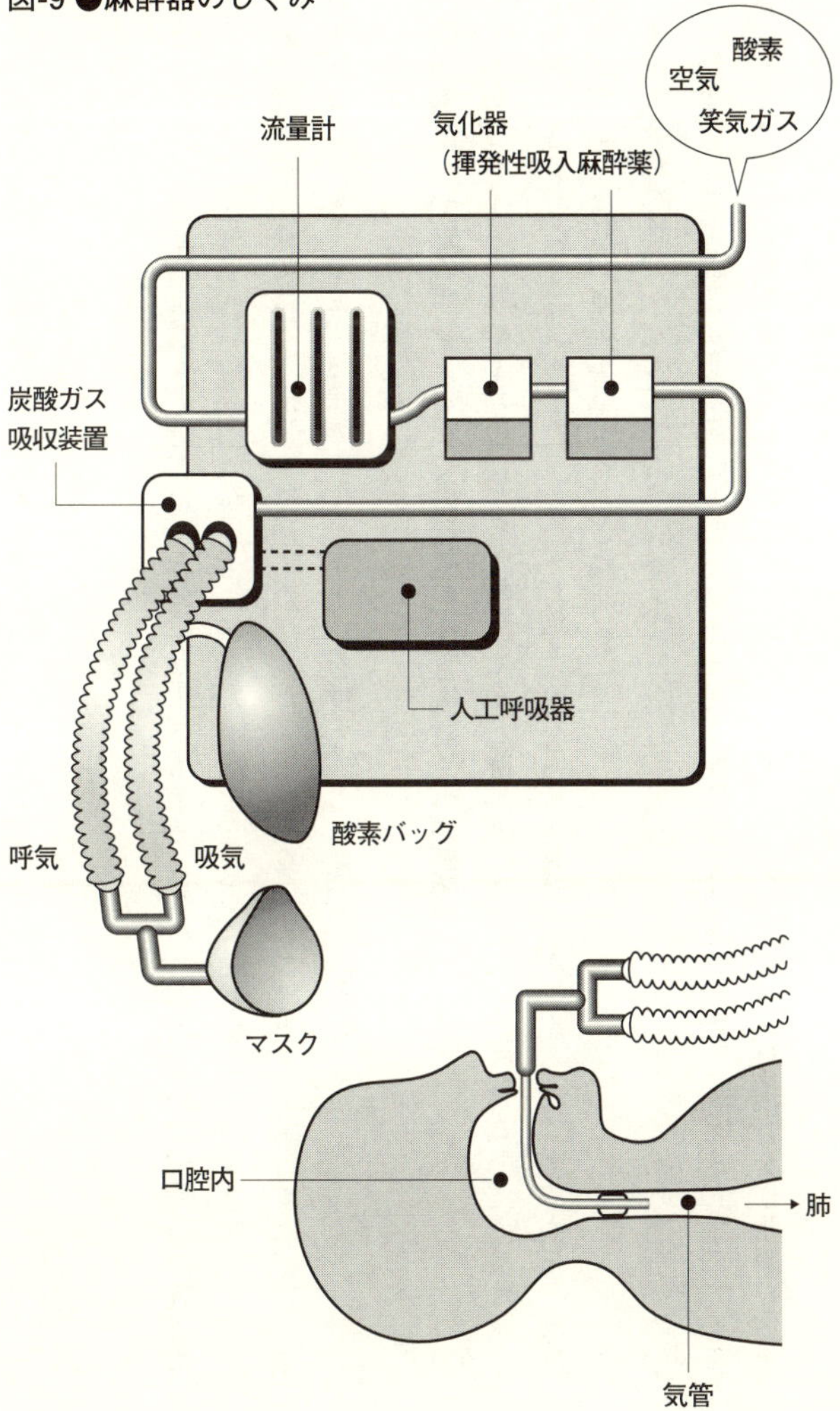
酸素
空気
笑気ガス
流量計
気化器
（揮発性吸入麻酔薬）
炭酸ガス
吸収装置
人工呼吸器
酸素バッグ
呼気
吸気
マスク
口腔内
肺
気管

ールも麻酔科医の重要な仕事となるのである。

③気管内挿管ができないケース

ところで、気管内挿管を普通には行えないケースもある。なんらかの理由で、開口に制限がある場合や、気管の入口(声門)が見えにくい人、頸をうしろに反らすことのできない人は、気道の確保が困難で気管内挿管を普通には行えない場合が多い。このような場合には、ファイバースコープを用いて、気管の中にチューブを挿入する方法が採用される。

循環機能(心臓のポンプとしての機能と血管機能)への影響

吸入するタイプの麻酔薬の場合も静脈注射による麻酔薬の場合も、血管に対して直接作用するため、末梢《まっしょう》血管が拡張する。いわば血液を入れている容れ物が拡がるのであるから、流れの勢いが弱くなり、血圧が下がることになる。

また全身麻酔は、一定のリズムで収縮を繰り返して血液を全身に送り出す心臓の力を弱め、その結果としても血圧が下がる。これらに加えて、緊張するときや興奮したときに血管を収縮させる交感神経系に対しても抑制する方向にはたらくので、ここでも末梢血管を拡張させることになる。この作用も結局は血圧を低下させることになる。

全身麻酔だけで、血液が全身にいきわたらずショック状態におちいってしまう患者さんがまれにいるが、血液の循環機能がこのように抑制されるのだから、十分起こりうることなのである。手術前からすでにショック状態にある患者さんや、心臓の機能に問題を抱えている患者さんの場合は特に注意が必要である。

モルヒネやフェンタニールなど麻薬性の静脈内麻酔薬は、血管や心臓に対する抑制作用が、吸入するタイプの麻酔薬に比べて弱いため、心臓の手術や心疾患に合併して起こる心臓以外の病気の手術の際に、全身麻酔薬としてよく用いられている。しかし患者さんの状態によっては必ずしも安心できるわけではない。

肝機能（解毒やたんぱく質をつくったり薬物を分解する機能）への影響

全身麻酔により血圧が低下し、心臓から拍出される血液量が減少する結果、肝臓を流れる血液量も減少する。臓器を流れる血液量が減少することは、その臓器が必要としている酸素やブドウ糖などの栄養物の供給が少なくなることであり、肝臓の場合、その細胞が低酸素状態におちいることを意味している。

この、肝臓を流れる血液量の減少と、肝細胞が低酸素状態におちいること自体が、肝臓の機能に直接影響を及ぼす可能性よりも、特に肝臓およびその周辺臓器の手術の場合、全身麻酔でこのような状態になった肝臓に、手術による侵襲がさらに加わることで、術後の肝機能障害を引き起こす可能性のほうが高い。

また、麻酔中に使用される、全身麻酔薬を中心とした各種の薬物を分解代謝(からだに使われる形にしたり、使われないものとして排出すること)する「場」として、肝臓が過剰なはたらきをすることや、分解代謝の途中で生成される「中間代謝産物」が原因で肝細胞障害を引き起こす可能性もある。

腎機能(尿を生成し老廃物を排泄《はいせつ》する機能)への影響

全身麻酔中は、ほかの臓器の血流と同じように、腎臓の血流も減少する。腎臓を流れる血液量が減少するということは、その血液によって運ばれる老廃物も少なくなるということで、その結果尿量が減少する。

また、吸入麻酔薬を用いた場合、その麻酔薬が分解された結果生成されるフッ素イオンは、腎細胞障害を引き起こす原因となりうる。吸入麻酔薬の一種であるメトキシフルレンが、腎細胞障害を引き起こしたため、一九八五年に発売中止となったのは、専門家のあいだではよく知られた事実である。

なお、最近、吸入麻酔薬としてセボフルレンを用いた全身麻酔が増えてきているが、これと同時に用いる炭酸ガス吸入装置中の吸収剤であるソーダライムやバラライムが、このセボフルレンと反応して、術後の一時的な腎障害を起こす可能性があるという説もある。ただしこれは実際の手術で証明されたことではない。

内分泌（ホルモンを分泌代謝する機能）への影響

手術前の不安や緊張はもとより、手術というからだに加えられる刺激は大きなストレスとなる。このストレスに対する反応として、脳の視床下部《ししょう》というところから、副腎皮質ホルモン分泌刺激ホルモンや抗利尿ホルモンなど種々のホルモンが放出され、副腎皮質ホルモンの分泌がさかんになり、それによって血圧が上昇する。

また、手術によって自律神経の交感神経が刺激され、アドレナリンなどのカテコラミンというホルモンの分泌もさかんになり、これによっても血圧が上昇する。しかし全身麻酔中は、どれだけ麻酔が深いかにもよるが、これらのホルモン分泌は抑えられる。こうした内分泌機能の変化が体液・電解質のバランスや栄養代謝機能に複雑に影響する。

体液・電解質バランス調節機能への影響

血液など、からだの中の体液には、ナトリウムやカルシウムなどの電解質が本来バランスよく保たれている。

全身麻酔をかけること自体は、体液・電解質バランスに大きな影響を及ぼさないが、手術という侵襲によって、ホルモン系が大きな影響を受け、その結果として、体液・電解質バランスが乱れることになる。

出血―凝固―線溶系への影響

手術という侵襲は、当然のことながら出血を起こさせるが、出血すれば血液を凝固させようとするはたらきが起こる。そしてこの凝固が過剰になると、それはそれで危険なことだから、凝固させる物質を溶かす現象が起きる。これが「線溶＝線維素溶解」と呼ばれている現象である。全身麻酔薬そのものは、バルビツレートという静脈内に注射する麻酔薬を除くと、この、出血―凝固―線溶という流れ（系）には大きな影響を及ぼさないことがわかっている。

栄養代謝機能への影響

手術前の「絶飲絶食」は大原則である。

胃の中に食べたものが残っていると、全身麻酔によって意識レベルが低下してきたときに、万一逆流などが起こった場合、誤って肺のほうに飲み込んで（これを「誤嚥《ごえん》」という）窒息したり、術後肺炎など重大な呼吸器の病気を引き起こす可能性があるからだ。したがって手術を受けるすべての患者さんは、手術前に絶飲絶食を実行する。

この手術前の絶飲絶食によって、食べ物をからだの中に蓄える代謝は行われず、蓄えられた栄養をエネルギーに代える代謝のみが進行することになる。つまり手術は体力の消耗を強いるわけだが、全身麻酔そのものがこの代謝に影響を与えるわけではない。

免疫系など生体防御機能への影響

全身麻酔そのものは免疫系に対し抑制する方向に作用する。

免疫システムは大別すると、①骨髄でつくられるB細胞が担当する液性免疫と②胸腺《きょうせん》で成熟するT細胞担当の細胞性免疫に分けられるが、このうち液性免疫系への全身麻酔薬の影響はほとんどない。しかし全身麻酔薬は、細胞性免疫のいろいろな機能を抑制することが以前より知られているが、その抑制効果は可逆的である。つまり全身麻酔から覚めると比較的短時間で、元の状態に回復するのである。

第五章　手術という「侵襲《しんしゅう》」がもたらすもの

【実例4】リンパ液喪失に対応する　第三手術室にて

食道ガン根治術、つまり腫瘍《しゅよう》のある食道を全部取り払い、周辺のリンパ節もきれいに取ったうえで（「リンパ節郭清《かくせい》」という）、胃をつり上げて食道に代わるものを形成する手術が進行していた。

麻酔科医の私は、患者さんの尿の出が少なくなっているのに気づいていた。リンパ節郭清に入ってから、それまで十分確保されていた尿量が少しずつではあるが減少している。血圧はある程度一定であったが脈拍数が徐々に増えていた。出血量はほとんど変わっていないのにもかかわらず、である。

リンパ節の郭清をかなりしっかりやっているな……こちらからはよく観察できない術野《じゅつや》（手術する領域）の奥で行われているリンパ節郭清にともなって、リンパ液が喪失しているに違いない……血圧が下がるかもしれないな、と思う。

ちょうどそのとき、手術室専属看護婦の大島君（仮名）が「先生、ガーゼが重たいですよ……」と報告する。

さすがプロの看護婦である。リンパ液を吸い込んだガーゼは、血液の付着が少なくても重たくなることを知っている。リンパ液喪失という事態を把握していたのだ。

「血圧、要注意だね。輸液を全開にして、ヘスパンダー（血液に変わる高分子製剤）五〇〇ccをこちらの経路からいこう。FFP（新鮮凍結血漿《けつしょう》）の用意があったね。三パック解凍し始めよう」

私は指示を出したが、大島君はすでにヘスパンダーとFFPを用意していた。

やがて予想どおり血圧が一〇〇をきり、九〇となったところで、

「FFPの用意ができました」

「すぐに入れよう」ということになった。

FFPは失われたリンパ液と同じ成分である。

手術は進行する。

患者さんの血圧は徐々にではあるが上昇していき、脈拍もそれに合わせてゆっくりになってきた。

「尿量は増えてきたかな？」

採尿バッグに目をやると、ポタポタと尿が出始めている。

血液の量が増えると腎臓にも十分流れ込み、老廃物がこし取られ、尿が出てくるのである。

からだは正直に反応する。

その反応から、今何が起こっているかを正確に判断し、適切な対応をすることによって、患

者さんの手術がスムーズに進行し、無事に終了する。

執刀医は粛々《しゅくしゅく》とメスを進める。麻酔科医は冷静に患者さんのからだから出されるあらゆるサインを見つめる。

第三手術室は静かである——。

手術の準備完了

さて、全身麻酔の導入が終わると、患者さんが手術を受けるための体位を取る。

頭の手術や、子宮、背骨など、手術する場所によって患者さんの体位は違う。当然手術がやりやすく、また患者さんに意識はないものの、苦痛がない体位にしておかないと、手術が終了したあとに頸《くび》や肩が痛い、手がしびれる、足がしびれる、褥瘡《じょくそう》（いわゆる「床《とこ》ずれ」のことで、組織に強い圧力が加わるとその組織が壊死《えし》状態におちいってしまう）等々の合併症につながるのである。この「体位取り」は麻酔科医と担当看護婦、場合によっては外科系医師も参加して行う。

手術台の上の体位が決まると、次に皮膚の消毒を行う。お腹《なか》を開ける手術なら、お腹の広い範囲に消毒液を塗る。お腹の中におさまっている臓器がいわばむき出しになるのだから、いくら手術室が清潔だといっても、細菌やウイルスの感染を警戒しないわけにはいかない。からだの外と内との境目である皮膚は、真っ先に徹底的に消毒されなければならないのだ。

消毒が終わると、責任医（その手術に関わる外科系医師の中の最高責任者）によるメスを入れる場所のマーキングが行われる。患者さんのからだと病巣の位置などを正確に反復・把握しながら、滅菌処置がほどこされたボールペン様のもので線を引いていく。

これで準備完了である。

患者さんの頭部側にいる麻酔科医と、責任医・執刀医たちとのあいだで、準備完了の確認の合図が交わされる。まったく問題がないときは、無言のまま目の合図で十分だが、少しでも問題や疑わしいことがあれば、言葉を出して確認し合う。

麻酔科医のほうも準備オーケーである。

いよいよ執刀だ。

「お願いします」

執刀医のその言葉が発せられると、外科系医師と、麻酔科医、そして看護婦とが向き合う形で目礼をする。

手術の始まり

あらかじめ予定された線に沿って、すーっとメスを入れる。

手術が始まったのである。

麻酔科医は、メスの動きとともに滲《にじ》み出た血を見る。

真っ赤な血だ。

この血を見て、麻酔科医は第一関門を突破したことを実感する。血が真っ赤な色をしているということは、赤血球中のヘモグロビンが十分酸素を運んでいるということを示している。つまり、麻酔科医として大きな気がかりの一つである人工呼吸が支障なく行われ、患者さんのからだのすみずみへの酸素の送り込みがうまくいっている、リアルな証拠が真っ赤な血となって示されているのである。

ヘモグロビンの酸素結合率を示す、パルスオキシメーターの数値にも気を配らなければならないが、目の前で滲み出てきた、なまの血ほど確かな情報はない。パルスオキシメーターがその力を発揮するのは、手術の進行中に、あらゆる面に気を配らなければならないときだ。そういうときは人の目を十分助けてくれることになる。

手術侵襲が厳しい段階になると、手術室全体に張りつめた空気が流れる。患者さんを無事に帰してあげなければならない——外科系医師も麻酔科医も切に願うときでもある。

手術中の観察——異常事態に備える

麻酔科医は、パルスオキシメーターや、血圧、心電図などを通して、手術中の患者さんの状態を常に観察しているが、ほかにも出血量や尿量を直接測定したり、患者さんの直腸に体温計を入れ、これも観察している。

出血量については、輸液などの量を決めるためにも、きめ細かい観察が必要である。

また尿量の測定も大きな意味を持っている。麻酔によって低血圧が続くと腎臓の血流量が落ち、尿の量が減ってくるからである。

このようなときは、十分な輸液を行って尿量の確保を目指す。それでも回復が困難なら、利尿剤の使用も考える。そして一定レベルの尿量が確保できない場合、ドーパミンなどの薬を入れて、腎臓の血流量を確保する。

特に高齢者の場合、もともと尿をつくる機能が低下してきているので、きちんと対応しなければならない。

体温も手術中ずっと測定する。異常な体温変化がないかどうかチェックするためである。

どの観察もすべて、患者さんを手術侵襲から守り、その生命を維持し、手術が無事終了するために必要なものばかりである。

手術室専属看護婦の助けを借りながら、麻酔科医のチェックはよどみなく続けられる。いつ、どんな急変が起こるかもしれない。油断は禁物なのである。

大量の出血

麻酔科医が患者さんの麻酔管理を行う際、頭の中に入れておかなければならないことの一つに「出血」がある。軽度の出血であればやや頻脈《ひんみゃく》になる（脈が速くなる）程度であるが、循環血液量の三分の一が失われると頻脈になり血圧が低下していく。これは危険信号である。そしてさらに出血して循環血液量の二分の一が失われると生命の維持が危うくなるショック状態におちいり、そのうち脈が異常に遅い徐脈《じょみゃく》となり、死を意味する心停止に至る。

麻酔科医は、患者さんが出血によってどのような状態におちいっているか把握できる。出血が持続すれば、血液に含まれる、さまざまな機能を持つ細胞や成分が少なくなり、それによる機能障害が表に現れてくるからである。

血圧の低下

ところで、麻酔科医が麻酔管理を行うとき、患者さんの血圧低下には十分注意している。これを放置するようなことがあってはならない。

血圧の低下は、心臓から血液が押し出される「心拍出量」の低下を意味する。このことは、組織細胞のすみずみまで酸素を運ぶ血液が少なくなり、組織細胞への酸素供給量が低下することを意味する。つまり、長時間低血圧が続くと臓器が酸素不足、栄養不足の状態におちいり、それぞれ機能障害を起こす可能性が出てくる。したがって、血圧の低下に対しては、適切な処置をすばやくほどこす必要がある。

　血圧の低下は、①体内を循環する血液量の減少、②心臓の収縮力の低下、③血流に対する血管抵抗の低下の三つの原因のうちのいずれかで起こるが、全身麻酔で手術を受ける患者さんの場合、その三つの原因のどれもが、複雑に重なり合って起こる。

　すなわち、手術により出血すれば循環血液量（体内を循環し、酸素を運んだり老廃物を受け取ったりする血液の量）は減少するし、全身麻酔により心臓の収縮力が抑制される。また、硬《こう》膜外《まくがい》麻酔や脊椎《せきつい》麻酔によって交感神経がブロックされると血管が拡張し、血管の抵抗が低下する。こうしたことが重なって血圧が低下するのである。

　麻酔科医のあいだでは、患者さんの普段の血圧のプラス・マイナス三〇％以内で調節することがよいとされている。つまり、低血圧といっても、手術時に高いほうの血圧が九〇まで下がった場合、術前検査における高いほうの血圧が一二〇の人と一五〇の人とでは、その数値の持つ意味がまったく違ってくるのである。

　血圧低下への対応としては、循環血液量の減少に対してはこれを増やすために輸液をするとともに輸血を考えることになる。また心臓の収縮力の低下に対しては、これを上げるカテコラミンの静脈注射を、血管の拡張に対してはこれを締める目的で昇圧剤（血管収縮薬）の静脈注射を行うことになる。

ショック状態

こうした対応をしないまま低血圧状態が続くと、危険なショック状態におちいる。このときの治療方法としては、呼吸を十分監視しながら気管内チューブを通して酸素を送り込み、からだじゅうに酸素をいきわたらせる一方、血液などの細胞外液を十分輸液することがある。それでも血圧が上昇しなければ代用血漿剤や血液製剤を静脈注射すること、さらにカテコラミンを静脈注射し、心臓の収縮力を増強するといった方法がある。それによってショック状態からの離脱を図《はか》るのである。しかし、もちろんこのような治療を行いながら、ショックにおちいった原因そのものを取り除くことも重要な治療法となる。

たとえば、出血によって循環血液量が低下していることに対しては、輸液や輸血をするほか、出血そのものを止める手段を講じなければならない。また、薬物アレルギーが原因で起こったと考えられる場合は、その薬物の投与を中止する。麻酔によって心臓の収縮力が弱くなっているのなら、麻酔薬を調節する等々の処置も大きな意味を持つのである。

また、血圧の低下が進行しているあいだは、酸素の供給量が減ることになるが、それによって低酸素状態におちいった細胞を、回復させることも大切である。低酸素状態におちいった細胞は細胞膜が傷つき、細胞内にあった種々の化学物質が細胞の外に出てしまったり、こういった状態の中でつくり出される物質がさらに細胞膜障害を起こしたりする。この一連の悪循環を断ち切る目的で薬物を使うことになる。これが抗ショック薬である。

【実例5】輸血してほしくないと主張した患者さん

ある麻酔科医が担当した四〇歳代の女性の患者さんについて話そう。

彼女は歩行中、トラックにはねられ、救急車で運び込まれてきた。病院の救急担当の外科医は、救急車からの連絡を受けると、直ちにX線の検査や、手術室の準備を手配して、到着を待った。

ストレッチャーで救急車から運び込まれた彼女は呼吸の苦しさを訴えつづけたが、気丈にも氏名の問いかけや「どこが痛いのか」といった質問に、明確に答えた。このぶんなら頭の傷害は起こっていないかもしれないと、担当医は希望が持てたという。

ざっと予備的な診察をすませると、放射線科でX線写真を撮った。すると胸部がひどい状態で、左側の肋骨《ろっこつ》が六本損傷を受けていて、肺はほとんどつぶれていた。

そのことがわかったとき担当医は彼女に言ったそうである。「大丈夫ですよ。ただ肺がつぶれた状態で、出血をしているようですから、輸血をしましょう」と。

すると彼女は苦しい息の中から、決然とした声で「輸血はやめてください」と言った。

担当医は、思いがけない反応に驚いて「宗教上の理由ですか？」と尋ねたところ、「そうではないけど、輸血はしてほしくない！」とさらに強い調子で言ったそうである。

結局この女性は、止血術と肋骨を修復する手術をすることになったのだが、担当麻酔科医も輸血をいやがったその話を聞いていたので、あらためてそのわけを聞いてみると、彼女は輸血が臓器移植であることをよく知っていて、感染症を含めて、他人の血を入れることのリスクを恐れているのだとわかった。

麻酔科医は彼女の意思を尊重することにした。主治医となった外科医も同じ意見だった。それで、生命に危険を感じるような「緊急避難」以外には手術中も輸血をしないことを、手術前に彼女と約束した。

手術中、麻酔科医はやはりそのことが気になっていた。緊急避難しなければならないようなことが起こらねばいいが、と思ったが、これは外科系主治医（執刀医）も同じ思いだったようだ。

そして幸いなことに、そのようなことは起こらず、なんとか輸液の補充で乗り切ることができた。輸血はしないですんだのである。

患者さんが治療に関わることでこのように明確な考えを言ってくれることは、日本ではまだそう多くはない。しかし、言ってくれたほうがやりやすいことは確かだ。何が起こっても、どのように対処するか、方針が立てやすくなるからだ。

これからはおそらくこうした例が増えてくるに違いない。医師の側からのインフォメーションがきちんとしてくれれば、患者さんもその情報をもとに、自分なりの考えをぶつけてくる可能性は大きくなってくる。

異常な高血圧

ところで、手術時における血圧の上昇は、血圧の低下に比べるとあまり注目されてこなかった。しかし異常な高血圧を放置すると心臓に負担がかかり、心筋を疲れさせて心筋梗塞《しんきんこうそく》などが起こりやすくなったり、肺にうっ血が起こって、酸素を取り入れる機能に障害を与える可能性があるため、適切なコントロールをほどこすことが重要視されるようになってきた。

手術室においては、麻酔をかけて間もない気管内挿管のときや、麻酔がまだ浅いうちに手術侵襲の刺激が加わったときに、異常な高血圧が起こりうるのである。

血圧を下げるには、低血圧を治療するのと逆のことを行う。尿を出すための利尿剤を使ったりすることによって循環血液量を減少させたり、末梢血管を拡張する薬や、心臓の収縮力を抑える薬を用いる。

さらに急いで血圧を下げたい場合には、カルシウムブロッカーやニトログリセリンのワンショット静注《じょうちゅう》（静脈注射）で対処されることが多く、ゆっくり対応してもよい場合にはプロスタグランディン製剤や、α《アルファ》-ブロッカーなどを使用する。

また、全身麻酔中であれば麻酔の深度を深くすることも血圧を下げる方法である。硬膜外麻酔のチューブが挿入されていれば、そこから局所麻酔薬を注入するなど、麻酔薬や鎮痛薬の調節でも血圧をコントロールすることができる。

血栓《けっせん》の形成

手術侵襲が加わると、血液中の成分で、血を止める役割を担っている血小板のはたらきが活性化される。手術すれば出血する。出血すればそれを止めようとして、血小板のような、血液を凝固させる物質のはたらきが活発になる。これは生命体にとっては自然な生理的反応なのである。しかしこの状態は患者さんにとっては、血流をふさいでしまう血のかたまり、つまり血栓を形成しやすい状態にあるということで、肺血栓や脳血栓に発展する可能性を秘めているということになる。

高脂血症、多血症、動脈硬化症などを持っている患者さんが手術を受ける場合、肺血栓や脳血栓が発生する可能性は、より大きくなる。しかも手術中に起きるそのような重要臓器の血管における血栓の発生は、致命的な合併症である。

万に一つもそのような合併症が起こらないように麻酔科医は注意している。たとえば、血栓ができる可能性が高くなったら、血が凝固しやすい状態、つまり血がねばっこい状態にならないように、輸液の中味を工夫して、血をうすめるのである。これは薬でも調節できることである。

低体温と高体温

全身麻酔中は普通、体温を維持するシステムが抑制され、本来は恒温《こうおん》動物である人間が外の環境によって体温が変わる変温《へんおん》動物と化してしまう。外界の温度、からだをおおうカバー、輸液の温度など、外界の要素に大きく左右され、体温が低下するのが一般的である。

低体温になるとどのような具合の悪いことが起こるのか？

低体温になると心拍数や心拍出量が低下するとともに、心臓を拍動させる筋肉、つまり心筋が外界からの刺激を受けやすくなり、危険な不整脈である「心房細動」や、心停止を意味する「心室細動」を起こしやすくなる。

また薬物を分解する能力も低下するので、麻酔薬をはじめとする薬物がなかなか体外に出ていかない状況となる。麻酔中に体温が低下すると、なかなか麻酔から覚醒《かくせい》しないのはこのためである。

手術中は体温が低下するのが普通であるが、まれに上がってくる症例もある。

体温が上昇してきたら麻酔科医は、①脱水はないか？　②腹膜炎などを起こしていないか？　③からだをおおいすぎて熱がたまる「うつ熱」では？　この三つをまず考え、チェックする。ほとんどの場合、この三つのうちのいずれかが原因である。

しかし、まれに急激に高体温になる原因として、①中枢《ちゅうすう》性の発熱、②甲状腺《こうじょうせん》機能亢進症《こうしんしょう》、③悪性高熱症がある。前述の三つとこれら三つの違いは、後者の場合は、高熱以外に重篤感《じゅうとくかん》のあるほかの症状が見られることである。

中でも「悪性高熱症」は揮発性の吸入麻酔薬を用いるとき、まれに起きるが、死に至ることもある重い合併症である。吸入麻酔薬に異常な反応を示す素因を持っている人に起こる。

治療方法としては、揮発性吸入麻酔薬の使用を中止することや、からだの冷却などに加え、ダントロレンという特効薬の投与があるが、なんといっても早期発見・早期治療が重要なポイントになる。

からだの冷却は、冷却マットでからだをおおったり、冷却した輸液を体内に送り込むことによって行う。

手術が終わって

このように、考えられるいろいろな事態に的確に対処しながら手術は進められる。そしてたとえばお腹を開き病巣を取ったら、臓器の状態を元に戻して縫合をする。ここまでくれば手術はほとんど終わったことになる。

ところが麻酔科医にとっては終わりどころではない。このあと大仕事が待っている。麻酔からの覚醒という大仕事である。

手術終了後、患者さんが麻酔から徐々に覚めてくるのを待つのだが、このとき起こりうるあらゆることを想定しつつ患者さんを観察する。この時間帯に危険な事態が生じる可能性も少なくないからだ。もちろん血圧や脈拍など生命体の基本的な状態を示す、いわゆるバイタルサインのチェックは怠るわけにはいかない。

特に心臓血管系や呼吸器系の合併症は重大な結果につながるので、これが生じないように細心の注意を払うことになる。

いずれにしても、無事に患者さんが覚醒し、回復していくことを私たちは常に望んでいるのである。

覚醒状態を確認したあと、さらに術後回復室において全身状態を観察する。

呼吸状態は？　血圧や脈拍数は？　尿量は順調か？　体温に異常はないか？　術野に出血はないか？　等々、注意すべきことは山のようにある。術後、どんなことが起こるか、どんな点に注意するべきかなど、詳しいことは次章に記した。

患者さんは、これらのチェックをクリアしたのち、やっと家族の待つ病室へと搬送《はんそう》されることになる。

生理機能への手術の影響

ここで、手術という実際にからだを傷つける外傷性の侵襲が患者さんに及ぼす影響を見てみよう。その影響はおおよそ次のようなものである。

①手術侵襲による直接的損傷。つまり血管が傷つけられたり、内臓などの組織が傷つけられることによる影響。
②侵襲に対する反応として起こる神経―内分泌系への影響。
③免疫系や出血―凝固―線溶系などの生体防御システムへの影響。

これらの影響は、お互いに密接に関連し合って複雑な反応とそのサインを示す。

(1)手術侵襲による直接的な損傷

内臓などの臓器に直接的な侵襲が加えられたとき、侵襲の程度に合わせて、その臓器の機能自体が低下することはいうまでもない。たとえば胃にメスを入れれば、食物の消化機能が落ちるということである。

さらに手術侵襲はからだを傷つける侵襲であり、そのことによって、からだの中の水分バランスが崩れるなど、次のような大きな影響を受ける。

サードスペース（第三の領域に起こる水分貯留）の形成――

からだの中の水分は、細胞内にあって細胞を文字どおりみずみずしくさせる「細胞内液」と、血液や組織間液などの「細胞外液」に大別されるが、手術前の絶飲絶食によって水分が足りなくなるのに加え、手術による出血や、外傷を加えられた部分にできる浮腫《ふしゅ》（むくみ）が細胞外液に大きな変化をもたらす（図-10参照）。

手術の外傷によって放出された化学物質の作用や、直接血管が破壊されることによって、血管内の成分が血管外に漏れていくと、組織間にたまり、役に立つことのない細胞外液としてそこにとどまることになる。これが「サードスペース」である。サードスペースというのは、第三の領域を意味する言葉だが、細胞外液のうちの血液と、残りの組織間液の、二つの領域に続く三番目という意味である。

たとえば開腹手術が終わってお腹を閉じたときには、腸管や腸間膜にこのサードスペース、つまりむくみが起こっている。腸管を切ったり、つまんだり、こすったりすることによってサードスペースが徐々に形成される。細胞外液がサードスペースを構成する分、血液の量は減少してしまうことになる。

開腹手術とお腹を開けない整形外科手術とでは、たとえば四〜五時間の手術で出血量が同じ程度であっても、体液補充のために外部から点滴で補給する輸液量は、開腹手術のほうが二倍から三倍多くなるのが普通である。これは、開腹術がそれだけサードスペースを大きく形成し、その分循環する血液量が減るためである。手術中に、サードスペースの形成を無視して、出血量と尿量だけで体液の損失を計算していると、補充のための輸液量を間違えてしまうことになる。つまりサードスペース形成に使われた細胞外液の補充分をゼロとして計算してしまうことになるのである。

しかし、このサードスペースは体内に形成されるわけだから、手術が終わってしまえば、徐々に血管内に再吸収されることになる。手術中やその直後など、サードスペースが形成される時期には細胞外液を補充する必要があるが、手術後二〜三日してからは輸液量を減らし、利尿を促進し、サードスペースに貯留した水などを吸収することによって、過剰になる循環血液を体外に出すという対応が必要となる。

図-10 ●サードスペースの形成と解消

体液の概念図

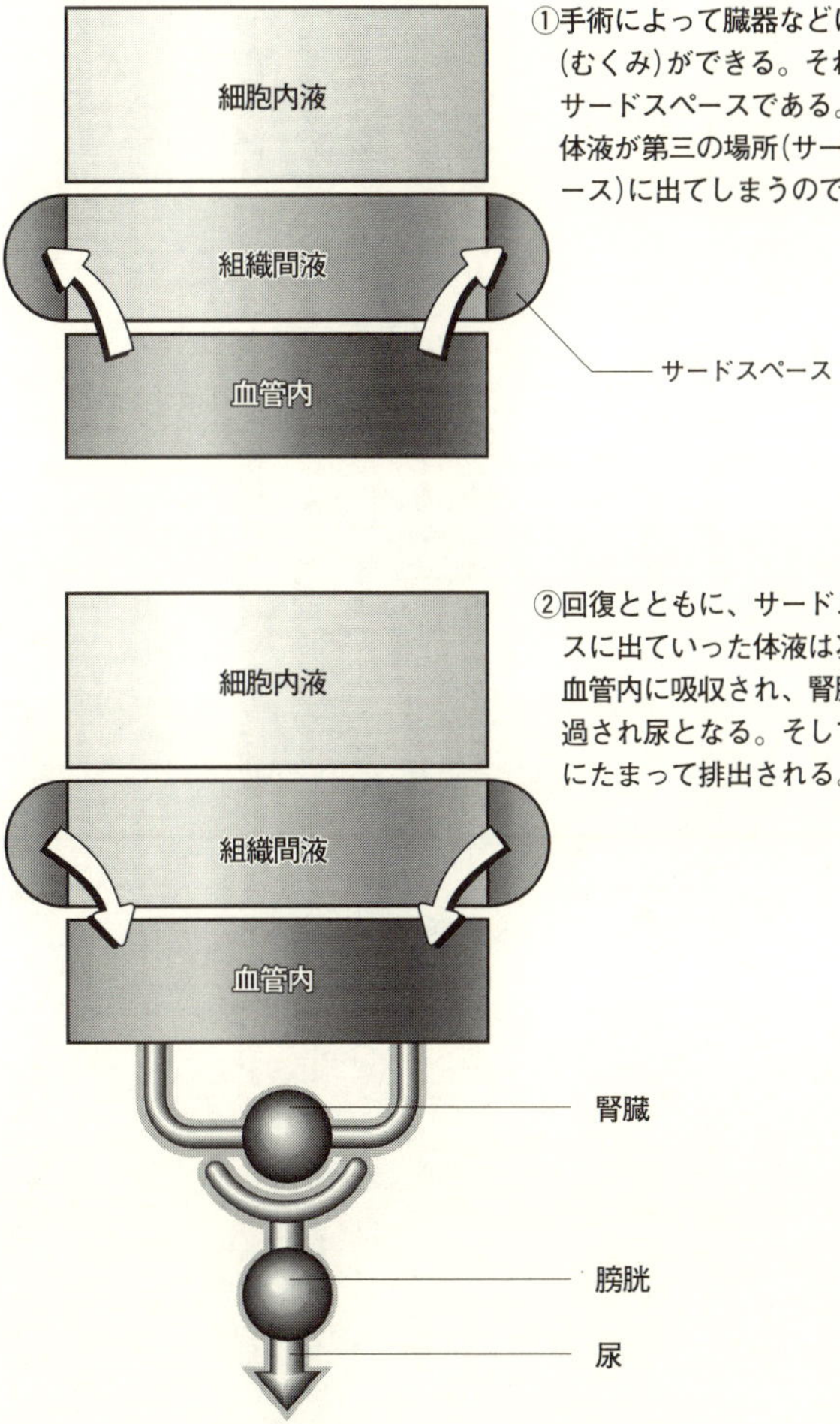

①手術によって臓器などに浮腫(むくみ)ができる。それが、サードスペースである。人の体液が第三の場所(サードスペース)に出てしまうのである。

②回復とともに、サードスペースに出ていった体液は次第に血管内に吸収され、腎臓でろ過され尿となる。そして膀胱にたまって排出される。

こういうところに輸液管理の難しさがあり、麻酔科医が専門家として大いにその力を発揮すべきところでもある。

体脂肪や体たんぱくの崩壊——

また、手術侵襲は直接、からだの組織に蓄えられた体脂肪や体たんぱくを破壊し、栄養代謝系を異化（栄養の蓄えをエネルギーに変え消費していく）の方向へ向かわせる。絶飲絶食に加えてこの栄養代謝系の流れは、からだに大きなダメージを与える。手術後、できるだけ早く、この流れを一八〇度変えなければならない。つまり異化から、ものを食べて、からだに必要なものを合成し貯蓄していく同化への変換である。

炎症——

さらに、手術がからだの組織に直接加える損傷によって、ある種の化学物質（ヒスタミンやブラディキニンなどのキニン類）が出てきて、重大な炎症反応が引き起こされる。

炎症とはからだの組織がいわば火事で燃え上がっている状態である。組織の炎症という火事が「ぼや」のうちに放水すれば大火事にならずにすむが、放水をしても強風が吹いていたり、異常に乾燥していたり、燃えやすい組織であれば鎮火するのはなかなか困難である。

手術によって受ける外傷は本来は非感染性の炎症である。ところが外傷を受けた局所は外気に向かっておもいきり開放されている。外気には細菌やウイルスがたくさん存在する。傷口を縫合して閉じても傷口は外気と接触するのである。また出血が外に向かって起これば血液を介して細菌やウイルスが侵入してくる。つまり、最初は非感染性の炎症であっても感染性の炎症、つまり大火事になる可能性を秘めているわけである。

手術を受ける患者さんへの侵襲は避けられない。また、全身麻酔や硬膜外麻酔などによる侵襲も必須のものである。これら二つの侵襲は避けられないものとして、炎症反応をいかにコントロールするか、つまりいかに大火事にならないように、局所の火事で終息させるかが、私たち麻酔科医の任務でもある。

火事をできるだけ局所にとどめるためには、可能な限り侵襲の程度を軽くすること（「低侵襲手術」という）が必要である。たとえば、手術台周辺の道具やガーゼ、手袋などをきちんと滅菌して、感染を起こさせないという基本的な注意も、侵襲度を低くするためには非常に重要な意味を持っている。

手術中の患者さんは、術前に絶飲絶食であったり、手術によって免疫系に影響を受けるなど、実に多くの面で無防備な状態であり、医学的には「易《い》感染症宿主《しゅくしゅ》」といわれる状態にある。感染を防ぐことは、侵襲程度を軽くする第一歩の対応なのである。

②神経―内分泌系への影響

一般的に全身麻酔中は、中枢神経機能が抑制されるため、痛みとしては感じないものの、手術の刺激は神経を通して伝達され、大脳の視床下部《ししょうかぶ》というところに到達する。

その刺激を受けて、栄養の代謝や電解質バランスに関与する副腎皮質ホルモン、たんぱくを合成する成長ホルモン、尿をつくるのを抑える抗利尿ホルモンなどの下垂体ホルモンが放出される。また、交感神経を緊張させたり副腎髄質《ずいしつ》を刺激して、アドレナリンなどのカテコラミンやコルチゾールなどのホルモンの分泌が進む。

こうした神経―内分泌系の反応の結果、血圧が上昇するなど、血液の循環系に変動が起き、体液・電解質のバランスは乱れ、栄養代謝系を体たんぱくや体脂肪を崩壊させる方向へ、つまり異化の方向へ促進させることになる。

これらの反応は手術侵襲が大きければ大きいほど、また麻酔深度が浅ければ浅いほど、強い反応として現れる。

③生体防御（免疫系と出血―凝固―線溶系）システムへの影響

手術や麻酔による生体防御システムへの影響としては、免疫系と出血―凝固―線溶系が大きな意味を持つ。

まず免疫系への影響だが、手術による侵襲が免疫系に及ぼす直接的な影響のほか、メスを入れられることによって生じる二次的な影響がある。

免疫には大きく分けて液性免疫と細胞性免疫があるが、手術侵襲は血液など細胞外液のバランスを崩し、液性免疫のパワーを弱体化させる。一方、メスを入れられることによって生じるストレスや外傷は、細胞性免疫を担当する細胞（T細胞）のはたらきを活発にして、細菌などの異物に対する攻撃力や、細菌や異物を破壊する活性酸素などを生成する能力を高める。この反応が過剰になるといろいろな物質（総称してサイトカインという）、たとえばツベルクリン反応で皮膚を赤くするような物質が生み出され、いわゆる炎症反応を全身に波及させていくことになる。

これらの反応が過剰になることは患者さんにとって好ましくないことと考えられるが、反対に抑えすぎて免疫活動が弱まるのも問題である。

また、手術侵襲は、出血―凝固―線溶系にも少なからぬ影響を及ぼす。

手術侵襲が、出血を止める血小板など凝固物質のはたらきを活発にする可能性は、古くから指摘されており、実際のデータも示されている。このことは、手術侵襲によって出血した血液が凝固し、そのかたまりで血流がとどこおってしまう血栓症という病気や心筋梗塞などの発生に複雑に関与していると考えられるのである。

第六章　手術からの回復

【実例6】手術後、呼吸が苦しそうだった子供　回復室にて

全身麻酔により手の形成外科手術を受けた六歳の男児が、手術室専属看護婦、および麻酔担当医とともに回復室に帰ってきた。

気管内チューブはすでに抜かれていたが、まだ十分な覚醒《かくせい》状態とはいえない状態であった。看護婦は手際よく心電図と血圧計を所定の位置に付け、足の指にパルスオキシメーターをつけた。

私は麻酔担当者に「呼吸音は？」と聞いた。

「大丈夫でした」

「そう、気道がまだ少し落ちているね」

「はい、手術時間が結構長かったものですから」

「挿管チューブの太さは？」

念のためチューブの太さを確認した。

「六・〇です。五・五で少し漏れがあったので入れ替えました」

「六・〇ではどうだった？」

「漏れはまったくありませんでした」

「まったく？」

「はい」

漏れがまったくなかったということは、太すぎた可能性があることを示唆している。それと手術時間が長かったことも少し気になったが、酸素マスクをつけてしばらく経過を見ようということになった。

一〇分後、回復室に私は呼ばれた。

患者の男の子は少しあえぐような呼吸になっていた。呼ぶと目を開けて反応はするが、呼吸が苦しそうである。

「気道の入口に腫《は》れができて呼吸が苦しいのかな？　覗《のぞ》いてみよう。喉頭鏡《こうとうきょう》を出して」

看護婦がすぐに喉頭鏡を手渡す。

「ちょっとごめんね、お口の中を見せてね」

男の子は苦しい中にも嫌々をして口を開けようとしないが、すばやく喉頭鏡を口に入れそっと奥をチェックすると、喉頭部に水膨《みずぶく》れのようなものが見える。

「浮腫《ふしゅ》（むくみ）があるね。ボスミン（アドレナリン）のスプレーをしよう。ステロイドも五〇ミリグラム静注（静脈注射）しよう」

私はそうした指示を与えたあと、麻酔担当者に言った。

「自分で見ておかないといけないね。太いチューブが長時間気管に入っていたり、チューブの入れ替えなど、何回も挿管操作をくり返したときには、チューブを抜いたあとしばらくして気管の入口が腫れてくることがあるんだよ。腫れを抑える処置を急いでしよう」

用意された腫れ止めスプレーをその担当者に手渡した。

「水膨れのようになっています。ここにスプレーしたらよいのですか？」

「そう、十分にスプレーしてあげて。そして局所を見ていてごらん。腫れが縮むのがわかるかな？」

「あっ、本当にしぼんできています」

「よおし、喉頭鏡をゆっくり抜いて。歯に気をつけて！」

喉頭鏡は問題なく抜くことができた。

「さあ、呼吸を観察しよう。さっきと比べてどうかな」

「だいぶ楽そうです」

「呼吸音を聞いて。まず頸《くび》のところで気道の音を聞こう」

「さっきと全然違います」

私は男の子に「どう、楽になったかい？」と聞いたが、泣きじゃくるばかりだった。

しかし気道の閉塞《へいそく》サインはきれいに消えて、十分に吸気ができる状態であることが確認された。

「もうしばらく観察して病棟に帰そう。帰すときには気道浮腫の処置をしたことを病棟に十分申し送ろう」

私は担当者に告げて、再び手術室に戻った。

術後管理の大切さ

全身麻酔のもとで手術を行い、それが終わると、麻酔から覚めるのを待つ。そのとき患者さんは、眠りから覚めるときのように、半覚醒期を経ることになる。

この半覚醒期は、自律神経系のバランスが中途半端に回復しており、あらゆる刺激に対して非常に敏感に反応する状態になっている。そのため、この半覚醒期には、気管支ぜん息の発作や心臓の冠動脈のスパスム（けいれん）による心筋梗塞《しんきんこうそく》が起こりやすい。

これは日常的な睡眠と覚醒にもいえることで、睡眠時には自律神経系はバランスがとれている状態にあるが、覚醒時はこのバランスが崩れていく。目が覚めていくときにいろいろなことが起こる。うなされたりするのもその一つだ。心筋梗塞が明け方に起こりやすいのも、そのためである。

麻酔から覚めていく過程には危ないことがいっぱいある。飛行機でいえば離陸時も怖いが、着陸時はもっとリスクが大きい。離陸は広い所へ飛び出せばいいが、着陸は狭い所へ正確に降りていかなければならない。覚醒にはそういう難しさがある。麻酔科医としては安全に覚めさせ、安全に病棟に帰すということができなければならない。

実際にはどのように覚ましていくかだが、まず気管内に挿入されたチューブを抜くことになる。このタイミングが難しい。抜くタイミングが遅くなりすぎると、異物が入っていることによる反射が起こりやすくなる。あまり早いタイミングだと、まだ自発呼吸ができていないのに抜いてしまうことになる。

このように覚めていく過程で気管内チューブを抜いたり吸引器で吸引したりという刺激を加える。それで反射を引き起こし、その回復の程度をみるわけであるから、刺激の加え方は大きな意味を持つ。患者さん一人一人から発せられるサインを見ながら、気管内チューブの抜管などを最もよいタイミングで行わなければならない。

術後回復室の確保

術後の回復室は手術室に置かれているのが普通である。

全身麻酔の影響は、二四時間以内では、呼吸や循環・代謝に影響を及ぼすので、その間、専従の麻酔科医と手術室専属看護婦の管理下に置かれるのが理想的である。そして全身麻酔の影響が、呼吸や循環系に及ばなくなった時点で、患者さんを一般病棟に帰すのがよいとされている。

ちなみに、麻酔のための薬物の代謝を考えると、手術後一週間はその影響を受ける。代謝を担っている肝臓の機能は術後二〜三週間以内は手術の影響下にあるといってもよい。

しかし現実には、二四時間体制の術後回復室の確保は難しい。私はできるだけ早く「専属看護婦が配属された二四時間体制の術後回復室の確保」を実現したいと考えている。

術後の患者さんの多くは一般病棟に帰されるが、一般病棟では十分な管理ができない場合もある。

術後のＩＣＵにおいても、麻酔管理と手術の外傷侵襲を自分の目で見ていた麻酔科医が患者さんをケアするのがベストだろう。責任を持って麻酔状況と術後の経過を見ることができるのは、担当麻酔科医をおいてはない。

しかし、麻酔科医がＩＣＵを管理している施設ばかりではない現状を考えると、二四時間体制の術後回復室の確保は、重要な意味を持っている。麻酔科医からすると「患者さんが歩くまでは麻酔管理の責任は終わらない」のである。

手術後の回復期に起こるかもしれないこと

①覚醒遅延

全身麻酔から覚醒するのが遅れると、すでに明らかにしてきたような麻酔の影響が続いて、それは全身に及ぶ。そこで呼吸機能や心臓などの機能をチェックしつつ、覚醒するまでの経過を観察する必要がある。その際、保温には十分注意する。

そして、ある程度覚醒を急ぐ必要があるときは、薬で覚醒をうながすことができる。たとえば、モルヒネならモルヒネを受け容れて結合させている受容体から、モルヒネを引き離す薬がある。筋弛緩薬《きんしかんやく》もそれが結合している受容体から引き離す薬を使えば、筋弛緩効果を失わせることができる。そういう薬（効果を失わせる薬を一般に「拮抗薬《きっこうやく》」という）を使わないときは、観察を持続することになる。

②呼吸抑制

全身麻酔薬や筋弛緩薬の影響と手術後の痛みによって呼吸が十分回復しないことがある。これに対しては呼吸機能や心臓などの機能をチェックしつつ、覚醒するまでの経過を観察する必要がある。

場合によっては純酸素で補助呼吸を行うが、呼吸中枢《ちゅうすう》刺激薬が有効な場合もある。痛みについては持続硬膜外麻酔《こうまくがい》（硬膜外麻酔を術後も行う）で痛みを取り除く。

③上気道閉塞

普通仰向けに横たわっているとき、舌は図-11①のようになっており、呼吸による空気の通り道（気道）は確保されている。ところが麻酔によって中枢神経がはたらかなくなると、舌は図-11②のように落ちて、気道をふさいでしまう。「舌根沈下《ぜっこんちんか》」と呼ばれる現象だが、大酒を飲んで横になったときいびきをかくのは、これと似た現象が起きているからである。普通の眠りより深いため舌根が落ちてきて、呼吸のたびに舌が震えるので大いびきをかくことになる。

気道確保のための気管内チューブが入っていれば問題はないが、手術が終わりチューブを抜いた後、舌根が落ちると、上気道閉塞が起きてしまう。この場合、肩に枕《まくら》を当てて頭を落とし舌根を宙に浮かすとか、顔を横に向けて、舌根を気道に落ちにくくする。あるいは、舌根を上に引っ張り上げて、気道を確保するための「エアウエー」という装置を口の中に入れるなどする。

また、唾液《だえき》などの分泌物がたまることによっても上気道閉塞は起こりうる。この場合はそういった分泌物を吸引器で取り去ってあげればよい。

気管内挿管によってできた浮腫によっても上気道閉塞が起きる。この場合は、ステロイドホルモンなどを投与したりして浮腫をとる。

しかし、そもそも気管内挿管は、そういうことが起こらないように行われなければならない。チューブをやさしく入れる。というよりも、そっと置いてくる、すっと吸い込まれるという感覚で慎重に行うべきことなのである。つついたり、ねじ込むといった感覚で行うと浮腫ができるような結果になる。

なお、この上気道閉塞への対策をあれこれと講じる際、いつでも、もう一度気管内挿管が行えるよう、準備をしておくことも大切である。

④酸素化不全（低酸素）
これには麻酔の影響によって呼吸がなかなか十分にできない「低換気」と、「低酸素」とがある。低換気に対しては、呼吸補助をすること以外に方法はない。もちろん酸素を吸入する程度で改善するものであればそれでよい。また低酸素は、呼吸はしているけれど、肺がつぶれているとか、水びたしになっている（肺間質《はいかんしつ》浮腫という）とかの理由で、酸素が肺胞までは行くけれど、血液の中に溶けてはいかないという状態を示している。

図-11 ●上気道閉塞が起こる

①普通の状態では舌は図のような位置にあり、気道は十分開いている。

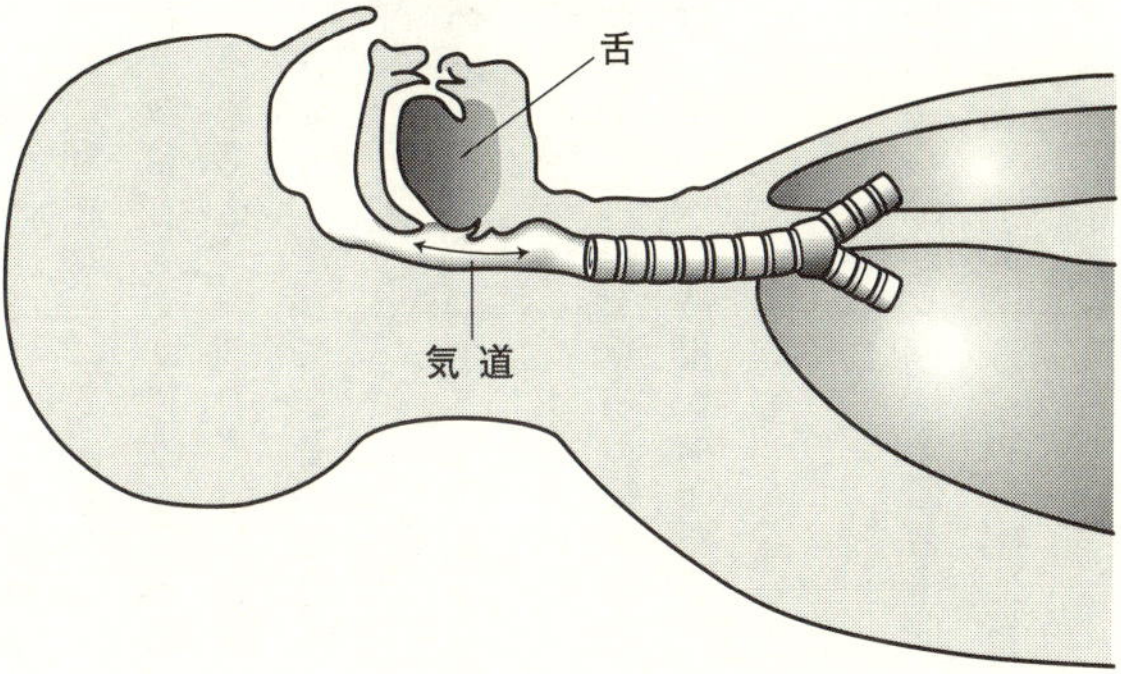

②全身麻酔で中枢神経がはたらかなくなり、舌が図のように落ちると、気道がふさがって呼吸ができなくなる。

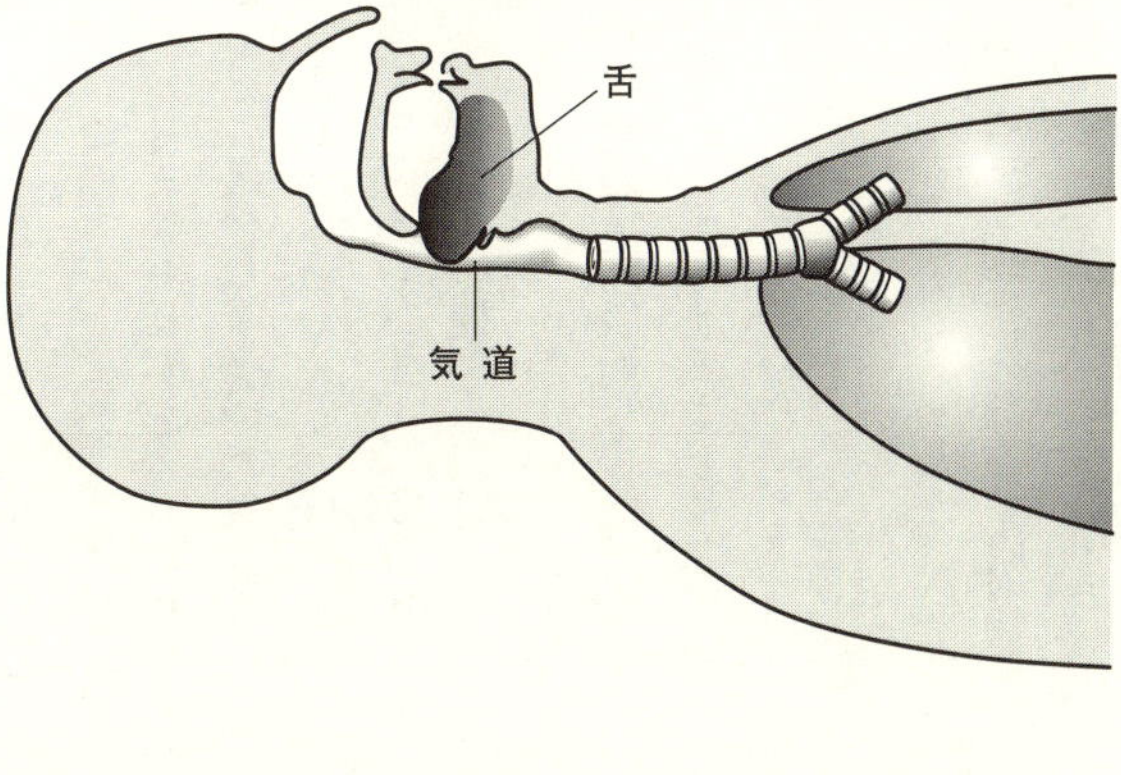

このようなことが起こったときは、酸素吸入を行ったり、補助呼吸を行ったりしながら、浮腫の水分をとるために利尿をつける（尿を出す）ようにする。

ところで、手術すれば、どこかになんらかの形で浮腫ができるのはまぬがれがたい。これを改善するのが「尿」である。浮腫の水分が血液、血管に滲《にじ》み出ると、最後は腎臓でろ過され、尿となって膀胱《ぼうこう》にたまり、やがておしっことなって体外へ出る。だから尿をつくり、外へ出す「導尿」は、手術中も手術後もたいへん大きな意味を持っているのである。尿をしっかり出すということは、体液・電解質のバランスをとる第一歩なのであり、すべての機能を正常にすることなのだ。

術後のベッドサイドには尿をためる袋がある。尿が順調に出れば経過良好のしるしだ。普通は、一mℓ／kg／hr（その人の体重一kgあたり、一時間に一mℓ）の尿量を確保するようにしている。

⑤低血圧、高血圧、不整脈など循環系の合併症

術後にこのようなことが起こったら、出血量、輸液量、輸血量の再チェックを行い、原因に応じて対処することになる。

⑥無尿

尿が出ないということが好ましくない状態であることは、すでに酸素化不全のところで述べた。尿が出ない原因としては、手術によって生じた循環血液量の不足が、解消しない状態にあることが考えられる。循環血液量が少なければ、腎臓でろ過され、膀胱にたまる尿も少なくなり、なかなか体外へ排出されないことになる。

また術前からの絶飲絶食による脱水状態が改善されずに無尿となることもあるし、長時間の手術による低血圧状態がもたらすショックで無尿となる場合もある。

こうしたさまざまな原因で無尿状態が起こりうるが、これに対しては、輸液を補給するとともに、利尿剤を投与して、尿をうながすことになる。

⑦興奮や震え

麻酔中は自律神経が休んでいるが、覚醒とともに急に戻ってくる。それで興奮したり、からだが震えるといったことが起こる。これをそのまま放っておいてはいけないので、興奮を鎮静したり、震えを止めたりする治療をほどこす。

たとえば震えに対しては末梢《まっしょう》血管拡張剤を入れ、十分な保温を行う。末梢血管は麻酔中は拡張しているが覚醒とともに収縮する。しかし急激に収縮すると、寒さを感じるときと同じで震えがくる。それでこの状態を末梢血管拡張剤でゆるめるのである。

また、自律神経のバランスが崩れると、息苦しくないはずなのに息苦しいと感じる「過換気症候群」が起きることもある。息苦しいと思って早く呼吸しようとする。するとますます息苦しくなり、血管が収縮して手足がしびれ、頭がぼーっとなる。

⑧嘔吐《おうと》

咳《せき》を出す反射や、痰《たん》を出そうとする反射に誘発されて嘔吐する場合がある。このときは嘔吐したものを、気管支など呼吸器系のほうに誤って飲み込ませないように注意する必要がある。

術後回診を行う

手術が終わり、回復室から出たあとの患者さんに対する「術後回診」は必ず行うように、私は自分に言い聞かせている。もちろんＩＣＵに入った患者さんの場合は足しげくベッドサイドに行くが、一般病棟へ帰った患者さんに対してはケアがおろそかになりがちである。しかし声をかけるだけでもいいから、病室へ行くようにしている。

たまたま病室を訪れて異常を発見し、大事に至らずにすんだという例も少なくない。

たとえば、呼吸が速く、しかも痛みを訴えていたので調べてみたら、酸素化が極端に落ちているのがわかり、さっそく酸素吸入などの処置をほどこしたということもある。患者さんの名を呼びかけても、その反応が緩慢《かんまん》なほど鎮痛鎮静されていたり、呼吸抑制が解消されていなかった、といったことを発見し、大きな合併症に至らないですんだ例もある。

また、手術中、麻酔が十分効いていなくて「先生の声が聞こえていた」（全身麻酔中は筋弛緩剤も投与しているので、しゃべりたくても口やあごがいうことをきかず、しゃべれない状態になっている）というような「術中覚醒」や、気管内挿管がなんらかの理由で円滑にできなかったために起こるしゃがれ声などについては、主治医から連絡があって初めて対応するのではなく、麻酔科医自らが、自分の行った医療について点検・評価を行う必要がある。

極端な例では、手術中に外科医の会話が患者さんに聞こえていたり、患者さんが痛みを自覚していたということがある。麻酔科医にとってこれは大きなミスである。

気管内挿管によるしゃがれ声は、一時的に気道が腫れてそうなることはあっても、ずっと普通の声が出なくなるということはまれで、これもあってはいけないことである。

患者さんや家族の方は、術後、気になることや傷の痛みなど、遠慮せずに担当の医師に伝えていい。医師としてはむしろそうしてほしいのである。訴えられて初めてわかることも多々あるからである。

手術後の痛みをコントロールする

手術後、麻酔から覚めたあとの痛みは患者さんにとって大きな問題である。

今では「持続硬膜外麻酔」を術後も続けることによって、痛みのコントロールは容易になったが、それまではいろいろと難しい問題があり、患者さんに大きな苦痛を強いていた。

従来の術後における痛みのコントロールについて、その問題点を簡単にまとめると以下のようになる。

①全身麻酔だけで胸を開ける開胸術やお腹《なか》を開ける開腹術を受けると、麻酔から覚醒するにつれて患者さんは強い痛みを感じるようになる。

②そしてこの痛みのために、頻脈《ひんみやく》と血圧上昇が起こり、加えて呼吸は浅く、しきりに行うことになり、当然痰などを吐き出す動きは強く抑圧されてしまう。痛みのためにからだを動かすこともできず、ただただ、うずくまりじっとしていることになる。

③そこで麻薬（モルヒネ）や麻薬類似薬品（ペンタゾシン、ソセゴン）を注射して、中枢神経系を抑制することによって痛みを取り除く以外にいい方法はなかった。

全身状態のよい若い患者さんであればなんとか頑張れるが、ほかの病気を併発していることが多い高齢者の場合、中枢神経系の機能を抑制する方法では、痛みは感じなくなるが、呼吸も抑制され、痰などを吐き出す反射もさらに抑制されてしまうことになる。

かくして開胸手術や開腹手術後に、肺炎などの呼吸器合併症が発生しやすくなる。これは、とても恐れられていた合併症である。術後の痛みを抑えるために、このような問題が生じていたのである。

持続硬膜外麻酔の応用

そこで中枢神経を抑制しない方法はないか？　ということになる。持続硬膜外麻酔を術後痛を抑えることに応用する試みは、このような思考過程から生まれてきた。

一般的な対応として、開胸手術や上腹部、下腹部手術では全身麻酔をかける前に、硬膜外腔《こうまくがいくう》へチューブを挿入し、手術中も全身麻酔に硬膜外麻酔を併用する。

そして、術後回復室においては硬膜外麻酔によって痛みのない状態を保つことを原則としている。

硬膜外麻酔を併用した患者さんは、病棟に帰る頃には、かなり意識レベルは戻っており、痛みに対しても、硬膜外麻酔を自分で行うことができる。これは硬膜外腔へ入れたチューブを通して、麻酔薬をスイッチ一つで注入できる装置の利用を意味している。

病室のベッドサイドに置かれた局所麻酔薬注入装置の一方の端は硬膜外腔へ通じるチューブ

であり、もう一方の端に、注入のオン・オフができるスイッチボタンがある。手術後の病室では自動的に一時間に三ccの割合で局所麻酔薬が注入されるようにコントロールされているが、患者さんが痛みを感じて、それを抑えたいと思ったらこのボタンを押すと、一回二ccの麻酔薬が硬膜外腔に注入され、その周辺の神経をマヒさせて痛みを取り除くのである。

つまり自分で痛みの管理ができるというわけである。患者さんの家族がスイッチボタンを押してもよいし、看護婦が押してもよい。幼少児の場合は、付き添っている両親が、子供の訴えに応じてスイッチボタンを押すことになる。

そして、このスイッチボタンをいつ、合計何回押したかが、注入装置に内蔵されたコンピュータに記録される。その記録は、痛みの治療をよりよいものにするために、大いに参考になることはいうまでもない。

もちろん、手術侵襲の程度の軽いものは座薬で十分な場合もある。硬膜外麻酔にこだわらず適切な方法を選択することも大切である。不必要な過剰対応は避けるべきである。

第七章　手術の決定から手術当日まで

手術が基本的に侵襲《しんしゅう》的な医療であることは、ここまでの記述で十分理解していただけたと思う。そして、手術侵襲に対応するための麻酔もまた、侵襲的な方法であることも、明らかにしてきた。

しかし、それでも手術という高度な医療のメリットには計り知れないものがある。そこで、手術を選択するにあたって医師は何を調べ、また手術をする前にどのようなチェックを行うのか、順を追って整理してみよう。

患者として手術を受けるなら、できるだけ侵襲を少なくし、より早い回復と、より質のよい日常生活・社会生活（より高いクオリティー・オブ・ライフ）を得るようにしたいからだ。

以下は、これまで私が関係した多くの手術患者さんとの接触の中で感じていることなどを織り込んで、物語ふうにまとめたものである。

登場する人物の名前や性格等は、実在する人物とはまったく関係ないことをあらかじめお断りしておく。

【実例7】手術を受ける

定期検診＝異常あり要精密検査

南条《なんじょう》高志《たかし》は広島市内の某銀行の支店長代理を務めている。現在四二歳、二人の娘があり、妻の絵里子は高校時代の同級生。家族四人で市内西区の銀行の社宅に住んでいる。

三月の銀行の健康診断で「胃のX線検査で異常がある」との連絡があり、銀行内の診療所の嘱託医から紹介を受け、精密検査のため大学病院で受診することになった。

自覚的な症状は特に何もなかった。胃がもたれる感じがあることはあったが、年齢的にもまだ若いし、何も気にしていなかった。それに、職務がら、夜の宴会なども多いので、暴飲暴食にならないように、日頃からそれなりに注意を払っていたのだ。だから精密検査を行うことになろうとは想像だにしなかった。

その日の朝、大学病院の外来は混雑していた。その雑踏の中で高志は打ち寄せる不安を消すことができなかった。「もしかしたらガンなのではないか」。

大学病院で受診するようにといわれたその日から体調が変わった。これまで気にならなかったお腹《なか》に、膨満感《ぼうまんかん》を強く感じるようになっていた。何ごとにも集中できない自分にイライラしてもいた。

混んではいたものの病院の受付業務は思ったよりスムーズに進み、内科の診察室の前で待つようにいわれた。そこで三〇分ほど待たされたが、まわりの人がどんなことでここにきているのか気にかかったし、いろいろ考えていると、自分の病気がますます疑わしく思えて不安が強くなった。

やがて名前を呼ばれて診察室に入った。

自分と同年代かと思われる医師が診察してくれたが、「いずれにしても検査してみないとわかりません。健診で異常があるとの指摘を受けただけではなんとも言えません」と説明があった。そして、胃カメラ検査（内視鏡による検査）の予約をし、血液検査のための採血をしてその日の診察は終わった。

精密検査＝内視鏡をのむ

一週間後、前夜九時から何も口にせず、もちろん当日の朝食もとらず再び大学病院へ行き「光学診療部」で内視鏡検査を受けた。

モニターが二台ずつ置いてあるベッドが広い部屋に五台並べられていた。それぞれ区切られている。そのうちの一台のベッドに上り、口の中に麻酔薬の噴霧を受けた。ファイバーをのみ込みやすくするためだと説明された。それとほぼ同時に、気分を落ち着けるためだという注射と、消化管の動きをゆるめるためという注射を左肩に受けた。

高志はもともと注射嫌いだったからさらに不安になった。しかし、今日は検査だからというので妻の絵里子が一緒についてきてくれているのを思い出し、外の待合室で同じように不安な気持ちで待っていてくれる絵里子のことを考え、落ち着いて検査を受けようと自分に言い聞かせた。しかし心臓の鼓動が速くなって、少し呼吸がしにくいような感じがした。

「あの……、少しドキドキしますが……」と率直に医師に訴えると、医師は微笑を浮かべて、

「この注射をすると脈拍が速くなるのです。大丈夫ですよ」と言いながら手首の脈に触れた。

「注射の影響か……。それなら注射する前に言ってくれればいいのに……」と思いながらも納得した。

そのうちに、喉《のど》の奥がしびれたようになってきた。麻酔が効いてきたのだろう。舌を動かしてみたが、なんともいえない不快な感じがした。

「さあ、それでは横になってください」

落ち着こうと思っても、いやだなという気持ちは消えない。

すると追い打ちをかけるように「お口を開けてください」という。

マウスピースのようなものを口に入れられた。

「それではファイバーを入れていきます。ゆっくり鼻で呼吸をしてください」

ファイバーが喉の奥をコクンと通過した感じがしたあとはなんともなかった。「大丈夫ですか？　何かあったら遠慮せず合図してください」

そして、胃の中にガスを入れて胃を少し膨らますときと、十二指腸にファイバーを挿入するときに少し違和感があったほかは、「小さい潰瘍《かいよう》がある部分の組織を少し取りますからね」と

言われたあと「ピクン」とする痛みのようなものを感じただけで内視鏡検査は終了した。

検査が終わって少し休んだあと、待合室から中へ呼ばれた絵里子と一緒に、医師から内視鏡で撮った写真を見せられ、説明を受けた。

「食道には問題はありません。胃の小弯《しょうわん》というところに二か所潰瘍があります。一つはかなり大きなものですが、もう一つはあまり大きくありません。この潰瘍の部分の組織を今日は取りました。これを組織検査にまわします。潰瘍が良性のものか悪性のものかは組織検査の結果を見ないとわかりません」ということであった。

悪性の可能性があるということだ。ガンかもしれない——。病院から帰っても、不安は拭《ぬぐ》えなかった。しかし、たとえ潰瘍がガンであっても、自分でその事実を受け入れるしかない。前向きに頑張ろう！　と思うと、組織検査でどんな結果が出ても、それに対する覚悟のようなものができた。

検査結果＝早期ガンといわれる

それから一週間してまた病院へ向かった。結果を聞く不安もあったから、今日も絵里子についてきてもらった。

小さい診察室に絵里子と二人で呼ばれた。

「奥さんもどうぞ入ってください」と言われたとき、高志と絵里子は思わず顔を見合わせた。結果がよくないのだろうか。緊張せざるをえなかった。

「先週の組織検査の結果ですが、二か所の潰瘍のうちの小さい潰瘍のところから取った組織に、一部悪性に近い細胞が検出されています。早期ガン、前ガン状態と思われます。今のうちになんらかの対応をしたほうがいいでしょう」

驚いた高志に向かって医師は続けた。

「さっそく入院していただき、精密検査を進めながら治療計画を立てましょう。とりあえずは内科に入っていただきますが、検査途中で外科に移ってもらうことになるかもしれません」

「あの、手遅れなのでしょうか？」

妻の絵里子が本人を目の前にして、はっきりと聞いた。

医師は「先ほども申し上げたとおり前ガン状態です。手遅れということはこの際、考えなくていいでしょう」

とにかくガンであるが、前ガン状態であるらしい……ということで大きなショックではあったが、手術をすれば治る状態だろうと判断し、病院をあとにした。

二人とも黙って各々の思いをめぐらしながら帰宅した。

入院=さらに検査を重ねる

それから八日間が過ぎて高志は大学病院に入院した。入院したベッドの上で高志は、二人の娘たちが今朝《けさ》学校へ行くときに目を赤く腫《は》らしていたのを思い出していた。

私を愛してくれている人間が絵里子を含め三人いるという実感が、病気に対する不安や、手術すればよくなるのだろうかという不安をやさしく包み、治してやるという強い気持ちを起こしてくれた。

翌日から、血液検査、X線検査、CT検査、心電図、呼吸機能検査などが行われ、入院して五日目に絵里子と二人で、主治医の井上と名乗る内科医から話を聞いた。

前ガン状態の場所は小さく、お腹を開ける手術をしなくても内視鏡を入れて潰瘍のある粘膜を少し広く取る処置でも大丈夫かもしれないが、その治療では完璧《かんぺき》に治ったという保証はできない。完璧を期するのであればやはり開腹して、胃を三分の二ほど切除する手術が必要である。種々の検査から、転移がある可能性はまったくないので、手術をすれば一〇〇%治る見込みがある、という説明であった。

高志に迷う余地はなかった。手術をしてもらおう、それ以外に安心できないではないか。まだまだ、仕事はしたいし、子供たちもまだ小さい。万が一のことがあれば絵里子がかわいそうだ。手術しかない——。

絵里子にも高志の気持ちがすぐに通じた。二人で医師に言った。

「お願いします」

「わかりました。それではさっそく外科に転科してもらえるように手続きをしましょう」

井上医師は柔和な顔をして言った。

外科病棟へ＝手術の説明を受ける

手術を受ける決意をした翌日には外科の病棟に移った。内科と外科の病棟は造りは同じだがまったく感じが違った。病棟に勤務する医師や看護婦たちの雰囲気も違うように感じた。

高橋という主治医が病室へ現れ、外科では自分が担当する旨を伝え、これからの計画を簡単に説明して帰った。

夕方、絵里子と一緒に二人の娘たちが見舞いにきた。高志はすぐに三人を連れて病院内にあるデイルームへ行き、お父さんは大丈夫だから、みんなもそれぞれのことをしっかり頑張るようにと言った。今回は娘たちも絵里子から、お父さんは前ガン状態で転移はなく、手術をすれば大丈夫と聞いていたので落ち着いて明るくふるまっていた。

一時間ぐらいで三人を病院の玄関に送り、病室へ帰った。

三日後、主治医と上杉という病棟医長の二人から手術についての詳しい説明があった。もちろん絵里子も同席した。潰瘍の状態やそれがどんな性質のものであるかといった説明は、内科で聞いたのとほぼ同じであった。

主治医である高橋は前にあるホワイトボードに図を描きながら、潰瘍の部位、切除する部位、リンパ節の郭清《かくせい》（きれいに取ること）の部位と範囲について説明し、全身麻酔のもとで手術を行うこと、出血量は四〇〇㎖以下であるだろうこと、したがって輸血の必要はないであろうこと、術後三〜四日は咳《せき》をしたり、からだを動かせば痛むであろうことなどの説明があった。

何を聞いても日頃慣れ親しんだ会話とは違い、難しい言葉もずいぶん出てきたが、大筋は理解できた。

最後に病棟医長の上杉が「私たちの科では胃ガンの手術は一〇〇〇例以上の経験を持っています。もちろん合併症がまったくないわけではありませんが、安全に手術が終了し、早く退院して頂けるよう、全力をあげて対応しますので安心してください。今日の夕方、五時から六時のあいだに、麻酔科の医師が病室のほうへまいりますので部屋にいてください。麻酔管理については麻酔科に任せてありますからお話をお聞きください」と締めくくった。

「よろしくお願いします」。絵里子と二人で頭を下げたが、同じように高橋と病棟医長が頭を下げ「ご苦労様でした」と言ったとき、あらためて彼らに任せようという気持ちになった。

手術三日前夕方＝麻酔科医訪床＝全身麻酔の説明を受ける

夕方、病室にいると「南条さん」と呼びかけながら、三〇歳前後の若い医師が入ってきた。

「麻酔科の神田といいます。あなたの手術の麻酔を担当させていただきます」

高志は「担当させていただきます」という言葉に好感を持った。

「よろしくお願いいたします」

神田は手術中の麻酔管理を安全に行うための検査（術前検査）では特に異常はないことを説明した。

「血液検査、呼吸機能検査、心電図、胸部X線検査、尿検査などを行ってきましたが、異常ありませんでした。したがって、全身麻酔をしても問題がないと判断できます」

高志はなんとなくほっとしたが、神田医師は続けた。

「全身麻酔は決してからだによいものではありません。また残念ながら一〇〇パーセント安全とは言い切れません。しかしこのような危険性は医療全般に言えることですから、そんなに心配されることはありません。一〇〇パーセントの安全性が確保されているものではないからこそ、私たち麻酔専門の医師がやらせていただく必要があると言い換えてもよいかもしれません。あなたの場合、術前検査で問題になるようなデータは何もありませんから、まず一〇〇パーセントに近い安全な管理が可能です」

高志は神田の、医師としての誠実な説明に納得した。

神田の説明を聞きながら渡辺淳一《わたなべじゅんいち》の『麻酔』という小説で、麻酔事故が起こり覚醒《かくせい》しなかったストーリーをふと思い出した。

「麻酔から覚めないということもあるのでしょうか？」

神田はにっこりと笑顔をつくり、

「まずありません。ご安心ください」

ここはきっぱりと否定した。

この否定を、神田の責任で「あなたの命を守ります」という宣言と高志は受け取り、これ以上聞くことは意味がないと判断した。

麻酔科医の説明＝硬膜外《こうまくがい》麻酔について

「麻酔は全身麻酔と持続硬膜外麻酔という脊髄《せきずい》神経の麻酔とを併用して行わせていただきます。全身麻酔する前に背中から細い柔らかいテフロンのチューブを入れます。背骨のあいだから、針を使って入れますので局所麻酔をします」

「痛いのでしょうね」

「最初に痛み止めの注射をするときにチクッとしますが、そのあとは十分に局所麻酔をしますから大丈夫です」

「どこから入れるのですか？」

「横になって、エビのように背を丸め、できるだけ骨と骨のあいだが大きくあくようにしていただければ、すぐに入ります。針が入りましたら、細いチューブを脊髄神経の近くまで入れます。そして針を抜けばチューブは脊髄神経の近くに残っているわけですから、そのチューブを使って、局所麻酔薬をいつでも必要なだけ注入できるわけです。もちろん手術中にも使いますが、手術後も使います」

「えっ。手術後も使うのですか」

「ええ。麻酔から覚めてくると、お腹に傷があるので痛いのですが、そのときにこれを使って局所麻酔薬を注入しますと、痛みをとることができます。モルヒネなどの麻薬を使って痛みをとる方法もありますが、その場合は全身麻酔と同じように、中枢神経系に作用するので、頭もボーッとしてしまいます。ところがこの硬膜外麻酔だと、頭はすっきりしていて、痛みはないというコントロールができるわけです」

「なるほど、よくわかりました。しかし全身麻酔だけではダメなのでしょうか？」

「もちろん全身麻酔だけでも胃の手術はできます。しかし今説明した硬膜外麻酔を併用しますと、全身麻酔薬の量を多くする必要がありませんし、筋肉もこの麻酔で柔らかくなりますから、筋弛緩薬《きんしかんやく》という薬もあまり必要なくなります。こういう薬物を少量ですませることができると、全身麻酔からの覚醒が早く、術後の痛みのコントロールも簡単にできることになります」

「なるほど、わかりました。ありがとうございます。その方法でやってください」

「よろしいですか？　それではちょっと診察させてください」

術前検査＝いろいろなチェックを受ける

そう言ってから神田医師は、高志の顔やお腹を触ったり、口腔内《こうくう》をていねいに診察したり、胸部と腹部に聴診器を当てたりした。

「お腹で何か音がするのですか？」

「はい、お腹が空いた……という音がしているかどうか。大切な音なのですよ。手術が終わってから比較できるようにするために術前に聞いておくのです」

続いて神田は、

「血圧を測りますよ」と腕に測定具（マンシェット）を巻きながら言った。

血圧を測るのも、どこかに不安があっていやなものだ。しかし高志は素直に応じた。

「一二〇と八二だから問題ありませんね」

「昨日看護婦さんが測ってくれたときは一五〇と九〇でした。ちょっと高いですねといわれましたが」

「血圧はそのときそのときの状況で変わります。安静にして一〇分ぐらいたってから測定するのが普通です。緊張しているときや、怒ったりしているとき測定すると、誰でも高くなるのです」

神田は、高志が疑問を感じるままに何を聞いてもいやな顔一つせず、簡単にではあるがわかりやすく答えてくれた。

「それでは、また前日の夕方に細かい注意にうかがいます。今日のところはこれで結構です。それから、手術の前日の午前中に麻酔科外来で受診していただきます。その日の手術室の責任者が診察し、最終的なお話をいたします」

「私は行くだけでよいのですか？」

「主治医と看護婦が手続きをしてくれます。時間が来たら看護婦が呼び出してくれますから、麻酔科外来にきてくだされぱいいのです」

「家内はどうでしょうか？」

「お話をお聞きになりたければどうぞ一緒にきてください」

「わかりました。ところで、先生以外に責任者という先生がおいでになるのですか？」

「あなたの麻酔は私が担当しますが、当日は一三例の手術が組まれています。全体の監視をしている指導医の先生が毎日手術室に入っています」

神田は大丈夫ですよといいながら部屋を出ていった。麻酔科医の訪問は高志を安心させた。

「痛くないのだ、術後も痛くないようにしてくれる」

痛くないのであれば手術を受ける不安は半減する。早く手術を受けて家に帰りたい……。

手術前日＝麻酔科外来へ行く

手術前日、若い看護婦が病室にきて高志に伝えた。

「南条さん、麻酔科外来に行ってください」

麻酔科外来はすぐにわかった。術前診察室とドアに大きく書かれた部屋の中に入り、椅子《いす》に座って目を閉じた。絵里子も一緒にくる予定であったが、今朝になって上の娘が風邪で発熱し、午前中には時間がとれないとの連絡があった。

「南条さん、どうぞ」

中に入ると、眼鏡をかけた中年の医師と事務員ふうの若い女性が座っていた。

眼鏡をかけた中年の医師が「山脇です。明日の手術室の責任者です」と自己紹介をした。

「明日、胃の手術が予定されています。ご存じですね」

「はい」

「胃の手術は全身麻酔をしなければなりません。全身麻酔をするために、いろいろな検査をしましたが、全身状態にまったく問題はありません。予定どおり行いたいと思いますが、全身麻酔だけでなく硬膜外麻酔という背中からの麻酔も併用させていただきます。すでにお聞きになっているでしょうが……」と、翼のついた針とテフロン製のチューブを見せながら、二日前に麻酔科医に聞いたのと同じような説明をしてくれた。術後の痛みを抑えるために、そのチューブを通して麻酔薬が注入されることも、よく理解できた。

「この方法を全身麻酔と併用しますと、併用しないときに比べ全身麻酔薬が少なくてすむという利点もあります。このことは手術が終わった後の麻酔からの覚醒が早いという利点につながります」

「覚醒が早いとどうしてよいのですか？　むしろ早く覚めないほうが痛くなくてよいのではないかと思いますが？」と高志は聞いた。

「そうですね。しかし、全身麻酔は本当は痛いのに痛くない状態をつくる薬物を使うわけですから、決してからだによい薬物ではありません。使用は必要最小限にとどめるべき薬物です。全身麻酔状態は、やむをえずそうするのですから、できるだけ早く自然の状態に戻すことが原則です。早く覚醒するということは、それだけ早く自分の力で呼吸もできるし、からだも動かせる状態になるわけですから、早く自然に近い状態になるとご理解ください。ただし、痛みがあるのは困りますから、頭は早くすっきりと覚醒した状態にして、痛みのない状態をつくるために、この背中からの麻酔を併用させていただきたいわけです」

「よくわかりました。どうぞ痛くないようにやってください」

「では、術後にはこのチューブを使って持続的に局所麻酔薬と麻薬を少々注入して、痛みのない術後を送っていただけるように、外科の主治医と相談をしておきます」

これで、麻酔に関する基本的な話は終わり、診察が始められた。

「それではちょっと診察させていただきましょう。お口をしっかり開けてください。アーンと言ってください、はい、ちょっと頑張ってください」と言って、スプーンのような形をした舌圧子で舌の根元を押さえた。軽くむかつきを覚えたが我慢できた。

「はい、結構です。ぐらぐらしている歯はありませんか？」

「ありません。昔から虫歯一本もありませんでした」

「そうですか。歯が丈夫であることは大変結構ですね」

なんのためにそんな質問をするのだろうと思って、そのわけを尋ねると、手術中の気道を確保するために、口からチューブを挿入するので、歯の状態を知っておく必要があるということだった。なるほど、歯がぐらぐらしていたらチューブの挿入の仕方も違ってくるだろう。

話を進めながら山脇医師は高志の頸部《けいぶ》を押さえたりしていたが、

「胸を聞かせていただきます」と言った。

事務員ふうの若い女性が、聴診器を当てやすいように介助した。

かなりていねいに聴診器を当てていた。深呼吸をさせたりしながら左右交互に肺の音も聞いていた。

やがて聴診器を外した山脇は「私が診察させていただいて、都合二回麻酔科の医師が診察したことになります。何回でも診察させていただいて、これなら安心して麻酔や手術ができると確信したうえで実施するようにしています。これまでの診察で問題ありませんので、予定どおり明日、先ほど説明しましたように、全身麻酔と硬膜外麻酔で麻酔を行い、手術することにしましょう。よろしいでしょうか？」

「ありがとうございました。ていねいに何度も説明していただき、よくわかりました。よろしくお願いします」

「それでは、この手術、麻酔の承諾依頼書にサインをいただけますか？」

「印鑑も必要でしょうか？」

「いいえ、印鑑は必要ありません。一応この経過を記録に残すためにサインをしていただいております」

高志はサインをして再度「よろしくお願いします」と言って、麻酔科の術前診察室を出た。

また一つ手術へ近づいたのを感じた。

「麻酔科の診察はどうでした？」。午後二時過ぎに絵里子はいつものように笑顔で入ってきた。

「うん、大丈夫、麻酔に関する説明と簡単な診察だけだった。元気なからだだから安心して手術を受けてくださいということだった。それより夏子は大丈夫か？」

「大丈夫ですよ。一応念のため武田先生に診ていただきましたが、風邪だから今日は学校を休んでおとなしくしていなさいといわれました」

「そうか……安心した」

前夜＝絶飲絶食のとき

夕方手術室で看護を担当する小峰という二〇歳代後半の看護婦が説明にきた。

「明日、手術室においでいただいてから手術室ですることを説明します」

血圧計と心電図をつけ、指に酸素の量を測定する器械（パルスオキシメーターの端末）をつけること、点滴を一本すること、それから横を向いて硬膜外麻酔のための細いチューブを入れる針を刺すこと、そのチューブを絆創膏《ばんそうこう》で固定して、仰向けになること、そして眠る……、次に目が覚めたときは手術が終了している、と説明してくれた。

「何か、心配なことがありますか？　あったらなんでもいいですから、遠慮せずにおっしゃってください」

「いえ、主治医の先生からも、麻酔科の先生からも十分お話ししていただきました。手術室の看護婦さんがきてくれるとは知りませんでした。なんだかほっとしました。ありがとう」

「それでは明日手術室でお待ちしています。ゆっくりお休みください」

手術室の看護婦が病棟にくるとは高志は知らなかった。

自分の知らないところで自分の手術の準備が着々と進められていることを強く感じ、いよいよだな、と思うと同時に安心した。

夕食後には、絶飲と絶食、つまり飲んだり食べたりしてはいけないという指示を伝えに看護婦が病室にきた。朝からベッドの頭側にそうした内容を書き込んだカードが掛けられていたから、どうすべきかはわかっていた。

消灯時間になった。眠れなかったら睡眠薬を飲もう。少量の水で飲むのはかまわないらしい……。高志はいろいろなことを考えながら、いつの間にか眠っていた……。

当日朝＝病室で手術の準備

朝は六時に看護婦が検温にきたので目を覚ました。

検温と同時に消化管を空にしておくための浣腸《かんちょう》をした。

看護婦は「浣腸をしましょう。楽に力を抜いてくださいね」と声をかけた。

下腹に不快感があったが手際よく終了した。すぐに便意がきたが、しばらく我慢してトイレに行くように説明を受けていたので、一〇分くらい我慢し、それから数回トイレに行った。

妻の絵里子と二人の娘が七時に病室にきた。

もう何も言うことはなかった。ただ家族が一つの部屋で粛々《しゆくしゆく》と待つ……、それだけであった。しかし心強かった。

看護婦が病室に入ってきた。

「南条さん、麻酔が上手にかかるという注射ですよ」

「前投薬ですね」

「あら、よく知っていますね」

「麻酔科の先生がそう言っておられましたから……」

手術室へ行く前に、鎮静剤を打つことは、すでに麻酔科医からの説明で知っていた。

こんな会話をしながら高志は、自分が意外に落ち着いているのを感じ、大丈夫だ、なんとかなると強く言い聞かせた。

そして看護婦の指示に従い、衣服をすべて脱ぎ、手術用のT字帯をつけ、手術衣を着てストレッチャーという患者搬送《はんそう》用のベッドに横たわり、毛布をかけてもらった。そして病室を出て手術室へと向かった。

絵里子と娘たちも何も言わずに一緒についてきた。

「中央手術部」という標識が見える手前で看護婦が家族に言った。

「ここから清潔区域になりますから、家族の方は病棟の待合室でお待ちください」

三人がいっせいに高志の目を見た。

「頑張ってくるよ、待っていてくれ」

手術室＝医師たちに会う

「南条高志さんですね、小峰です」

手術室に入ると、昨日きてくれた手術室の看護婦が、白衣ではなくライトブルーの宇宙服のようなスタイルで待っていた。

「お世話になります」

家族と別れて一人になった手術室で、小峰の出現は高志の心をリラックスさせた。

続いて麻酔科医の神田も「おはようございます、眠れましたか？」とマスクを外して出迎えてくれた。

「病棟で注射を打ってもらいましたね。少し眠いですか？　ご自分の名前が言えますか？」

と神田が聞いた。

「はい。南条高志です」と高志ははっきり答えた。

病棟のストレッチャーから手術室専用のストレッチャーに移り、カルテやX線フィルムとともに、手術室へ入った。手術室は想像した部屋より格段に広く、光り輝いて見えた。

この部屋で手術を受けるのだ……。

手術直前＝麻酔をかけられる

手術室へ入ってからは、本当に手際よく、無駄なく進んだ。

看護婦が昨日説明してくれたように、血圧計を腕に巻き、心電図の端末を胸に三か所つけ、指に赤色光で酸素の量を測定できる器具をつけ、左腕に点滴を一本つけた。

そして、横向きになって、エビのように丸くなると、背中から細いチューブを脊髄神経の近くに入れる処置に移った。

その間、看護婦や麻酔科の医師は必ず、今しようとしていることを逐一説明してくれた。

「ちょっと痛いですよ、頑張ってください」

「血圧を測りますから腕が締まりますよ」

「さあ、それでは背中からの麻酔をしましょう」等々……。

「背中の麻酔が痛いよ」と同室の患者から教えられていたが、あっという間に終わった。

そのことを神田に伝えると、

「南条さんの協力で早く入りました。よい体位をとっていただけたから、針が吸い込まれたのでしょう」と笑っていた。

再び仰向けになると、

「では眠くなりますよ、今度目が覚めたときには手術は終わっていますからね」と告げられた。

（いよいよ、眠るときだ。考えても仕方がない。任せよう、大丈夫だ……）

「お願いします……」

（絵里子、頑張ってくるよ……）

深い、深い、そして暗い眠りの中に、高志はあっという間に入っていった。

手術後＝病室へ戻る

「南条さん、南条さん」。誰かにゆり起こされる夢の中から南条は目覚めた。

一体自分はどうしていたのか、ここはどこなのか、今何時なのか、えっ！　そうだ私は手術を受けたのだ……。看護婦の声が続く。

「南条さん、わかりますか、手術は無事終わりましたよ」

高志は軽くうなずいた。そうだ、手術は終わったのだ。次第に意識が戻ってくる。麻酔が覚めてきたのだろう。それとともにお腹のほうに違和感があった。当然のことだろう。メスを入れたのだから。しかし、心配していた痛みはそれほどでもなかった。

やがて看護婦からスイッチボタンを手渡され、説明を受けた。

「痛くなったらこのボタンを押してください。南条さんの背中についている硬膜外麻酔のチューブから、麻酔薬が入ります。いつでも押していいのですよ」

その説明を受けたとたん、ウソのように痛みは消え、違和感もなくなった。やはり痛みに不安があったせいだろう。

いつでも自分で痛みを止められる！　不安が解消されるや、痛みが消えたのである。

そして、そのまま痛みをそれほど感じることなく回復し、術後五日目には軽い食事を始めることができた。あとはじっくりと食事と歩行に取り組みながら体力をつけていけば、術後一四日目には退院でき、さらに一か月もすれば職場復帰・社会復帰ができるだろう。

手術は成功だったのである。

第八章　手術前に情報を交換する

南条高志のような順調な回復は、患者さんの病状や手術に向かう態度、心の持ちようによるところが大きい。しかしそれも、手術前後の一連の医療行為が、過不足なく、そして医療側のチームワークが乱れることもなく行われたことに裏打ちされている。

その意味で手術前に行われるいろいろな検査は重要である。手術はいきなり「切りましょう!」となるわけではない。手術の対象となった疾患について手術するかどうかを決定するための検査から始まる。

外科系医師による検査

南条高志の物語は、手術が順調にいった例である。このような成功は医師側(外科系医師や麻酔科医など、看護婦も含めたスタッフ)と患者さん側との十分な情報交換が前提となってもたらされる。

たとえば外科系医師は、

「本当に手術が必要かどうか?」

「ほかの治療法での治癒《ちゆ》の確率はどうか?」

「この患者が手術という侵襲《しんしゅう》に耐えられるか?」

といった問題について、あらゆる角度から慎重に検討する。

検討するためにはその患者さんに関する十分な情報が必要である。それに患者さんやその家族の希望も十分尊重したい。そして外科医は、何よりも患者さんの病気の治癒を望んで計画を立てる。

その計画を立案するための患者さんに関する情報収集として、種々の検査を行うのである。南条高志の場合も、胃透視（X線撮影）、内視鏡検査（組織検査）、椎体《ついたい》・胸部・腹部のCT検査、下部消化管の透視（X線撮影）、骨シンチグラフィー（骨への転移を調べる検査）を受けている。

これらの検査は、

・胃の病変（X線に映った異常）の本体は何か？

・食道、胃、腸管に、食べ物の通過障害を起こすような、具体的な異常はないか？

・もし病変が悪性腫瘍《しゅよう》によるものであれば、ほかの重要臓器に転移はないか？

こういった情報を得るために必要な検査である。

このような検査は、病気やその病気の程度（進行度）によって大きく異なる。たとえば、胃の腫瘍が発見された場合、患者さんの年齢、ほかの疾患の有無、腫瘍の大きさや進展度、転移の有無によって、手術をすること自体から検討しなければならないし、手術の方法なども大きく変わってくる。

現在では、かなりの高齢者でも手術することができるような医療環境にあるが、病気の進行度と患者さんの全身状態（転移の有無を含め）を考慮に入れて手術するかどうか、さらにその方法などを決めていく。

ところで、手術方法を決めるというのは、すでに「手術をする」という方向での検討であるが、ほかの方法はないか？　という検討も十分なされなければならない。

からだを傷つける「手術」という侵襲的な方法は最後の最後に決断されるべき手段である。これはすべての病気に共通する姿勢である。

たとえば、ガンの治療であれば、放射線療法や抗ガン剤を用いる化学療法による予後（延命効果）と、手術治療をしたあとの予後を比較し、各々の長所・短所（メリット・デメリット）を検討したうえで、最終的な治療方針を決定する。

また、関節や脊椎《せきつい》の疾患であれば手術などの侵襲的な治療でなく、非侵襲的で保存的な治療法はないか？　まずそれを検討し、それが不可能であれば、次に手術的治療法を計画するのが一般的である。手術的治療にはいくばくかの危険がともなうからである。

ここでは患者さんのクオリティー・オブ・ライフ（QOL＝日常生活の質）という概念が大切である。外科手術は外傷をもたらす侵襲であることから、この外傷侵襲を受けとめ、回復し、立ち直るまでの時間が必要である。立ち直りが困難なほどの侵襲になってしまう可能性はないだろうか？　という問いかけはしなければならない。このときに患者さんのＱＯＬを考慮して対応する必要があるのである。「日常生活の質」の低い一年と質の高い半年とどちらを選択するか？　その決定権は患者さんにある。

手術のための術前検査

いろいろな条件を踏まえて、治療方法として手術が選択されると、いわゆる「術前検査」が行われる。麻酔も手術も絶対に安全に終了しなければならない。そのためには外科医も麻酔科医も、まず患者さんの状態を隅から隅まで熟知して臨まねばならない。術前検査による情報収集の意義はそこにある。

術前検査としては、次のようなことが行われる。

・血液検査（赤血球数や白血球数）＝手術において最も大きな変化をこうむるのは血液である。そのため血液の通常の状態を把握しておかなければならない。貧血の有無や免疫力などを知るためにも必要な検査だ。もちろん、いざというときの輸血も考慮に入れて行う。

・肝機能検査（血液検査）＝手術は肝臓に大きな負担をかけるので、あらかじめその能力を知っておく。麻酔薬を含めて、薬がからだの中に入った場合、肝臓の代謝機能をフル回転させる必要があるからだ。

・腎機能検査＝血液検査と尿検査による。やはり手術によるダメージを頭に入れた検査である。特に手術によって生じる浮腫《ふしゅ》（むくみ）をとるには、尿をつくる腎臓のはたらきが順調であることが必須である。

・心電図検査＝安静時にとる心電図のほか、回転するベルトの上を歩いたり、階段の上り下りなど、運動の負荷をかけてとる「負荷心電図」、二四時間身に着けてとる「ホルター心電図」などがある。これらは手術や麻酔の負荷にどれだけ耐えられるかを調べる、重要な意味を持つ検査である。

・呼吸機能検査＝これも心電図検査と同じような意味を持っている。

・胸部X線撮影（場合によっては、心臓に超音波を当てる心エコー検査）＝心臓や肺に異常がないかチェックしておく。

・肺血流シンチ＝肺血流量など血流のようすを調べておく。

・血液ガス分析（血液検査）＝血液中の酸素の量や二酸化炭素の量をあらかじめ調べておく。

・凝固系検査（血液検査）＝血小板の凝固能力などを知っておくための検査。

そして、これらの検査結果のほかに、次のような点をさらにチェックする。

全身状態をチェックする

①日常生活はどの程度できるか？
・まったく正常。
・軽度の制限がある。
・トイレ歩行や平地歩行は可能であるが階段は上れない。
・ベッド上で安静にしている。
②栄養状態はどうか？
・身長／体重＝やせすぎていないか？　肥満度は？
・体重の変動＝急激な変化がないか？
・経口摂取状況＝食欲はどうか？

既往歴または現在かかっている病気をチェックする

手術前に医師がなすべき大切なことが、もう一つある。

それは、手術にあたって患者さんが持っている弱点を把握することであり、その弱点が修復可能なものであるなら、修復・補強して手術に臨むということである。

つまり、手術によって治そうとしている疾患とは別に、患者さんが持っているほかの疾患をできるだけコントロールしておくということだ。たとえば、糖尿病や高血圧などの成人病を持つ患者さんが、その成人病についてコントロールされた状態で手術に臨むのと、そうでない状態で手術に臨むのとでは、手術によるダメージや、術後における回復度に格段の差があることは、医学的に明らかにされているのである。

手術や麻酔の管理上、きちんと把握し、コントロールしておきたい疾患には、次のようなものがある。

・心臓・血管系疾患＝虚血性心疾患、高血圧、不整脈、心臓の弁疾患など。これらの疾患があると手術侵襲や全身麻酔の影響を受けやすい。

・呼吸器疾患＝ぜん息、肺気腫、気管支炎など。心臓・血管系疾患と同じような理由から、医師にあらかじめ申告しておいたほうがよい。手術中は人工的な呼吸になるので、麻酔科医にとっては絶対必要な情報である。

・代謝性疾患＝糖尿病、痛風など。糖尿病にかかっていると、細胞は、栄養（糖分）が十分いきわたらない、いわば飢餓状態にある。そこに絶飲絶食や手術侵襲が加わると、細胞は死に瀕《ひん》することになる。したがって糖尿病の治療を受けていない人、あるいは自分でコントロールできていない人は、手術を受けることができない。

まず糖分が、血液にあふれ出ている状態を示す血糖値をコントロールしてから手術に臨むことになる。

痛風の人は動脈硬化を起こしていたり、糖尿病を合併しているケースが少なくないので、この場合も痛風の治療をしてから手術に臨むことになる。
・肝疾患＝ウイルス肝炎など。肝臓に障害があると、麻酔薬など、薬の代謝に影響を及ぼすので、医師にあらかじめ知らせておく必要がある。また、ウイルス肝炎の場合は、血液によって医療従事者に感染する可能性もあるので、その点でも注意が必要となる。
・腎疾患＝慢性腎炎など。腎臓の機能は、サードスペースを形成したりする手術侵襲からの回復に、重要な意味を持っている。
・アレルギー疾患＝各種のアレルギー。手術に関連してたくさんの薬物を使用する医療はアレルギー反応を引き起こす可能性がある。
・神経／筋疾患＝腰痛やマヒのある疾患など。麻酔は神経にはたらきかけるので、どこにどのような疾患があるか、特に麻酔科医はあらかじめ知っておく必要がある。
・手術歴＝どんな手術を経験しているか。それによって対応が違ってくる場合もある。
・全身麻酔歴＝全身麻酔を経験したことがあるかどうか。
・その他既往歴＝どんな病気をしたことがあるか。また、どんな慢性疾患があるか。性感染症や痔《じ》に関する情報も必要である。

【実例8】手術直前に心臓の異常を発見！　苦渋の選択を強いられる

「二、三か月前からですが、階段を上がると胸に〝痛い〟という感じを覚えることが何回かありました」

胆のうガンの疑いで胆のう摘出術が予定されている五九歳の男性の患者さんが、麻酔のための術前診察に訪れた私にこう訴えた。

「最近何か変わったことはありませんか？」と念のため尋ねたときのことである。

この答えを聞いて、私は術前の安静時心電図検査の結果を思い出していた。

（特に変わった所見はなかったはずだ。しかし高血圧で五年前から降圧剤を内服していたな……。動脈硬化症が進んでいるかもしれない。負荷心電図をとらないといけないな……）

こんなことを考えながら尋ねた。

「ふだん、そのような胸の痛みを感じたことはありませんか？」

「ありません。いずれもからだを動かしたあとです。しかし一五分から三〇分以内におさまるものですから、今まで気にしていませんでした」

「わかりました。手術は三日後ですから、明日、少し運動をしてから心電図をとるという検査をしましょう。その結果によっては少し予定が変わるかもしれません」

「手術が延期になることもあるという意味でしょうか？」

「そうですね。心臓にもし問題があれば延期したほうがよいということもあり得ます。麻酔や手術は心臓の機能に影響しますから、手術前に治療ができることはしておいたほうがよいのです。しかし、それは検査の結果が出てから考えることにしましょう」

明くる日、私はその患者さんの負荷心電図を見て、「なるほど、胸痛がきてもおかしくないな……」と思った。

負荷心電図は、患者さんに一定の運動負荷をかけたあと心電図をとる簡単な検査である。運動をすると脈拍数が増え、心臓のはたらきは強くなり、酸素の必要量が増える。ところが心臓に酸素を供給している血管、つまり冠状動脈の血流が少なくなるような異常があると、酸素不足となり、これが心電図にサインとして現れる。それと同時に患者さんは胸痛や胸苦しさ、圧迫感を感じることになる。

負荷心電図は脈拍数が一一二となったあたりから酸素不足のサインを呈していた。専門的にいうと、心電図上のＳＴ－Ｔという部分が異常に低下している。

その状態が回復するまでに一八分を要していた。患者さんが訴える症状と一致している。

この検査結果は、今の状態で麻酔をして手術を行えば、脈拍数が一一二になると心臓の動きが悪くなるということを意味している。術前にさらに詳しく検査をしてできる限りの手を打って手術に臨まなければならない。

私はすぐに主治医に電話した。

「負荷心電図を見させていただきましたが、陽性所見と症状が出ていますので冠状動脈造影（動脈に造影剤を入れ、X線を通して冠状動脈のようすを見る検査）の検査をしたほうがよいと思いますが……」

「そうですか。では放射線科と相談してみます。二日しかありませんので無理かもしれませんが……。無理な場合はオペ（手術）を延期したほうがいいですか？」

「そうですね。単純に胆のう摘出ならやりようがありますが、もう少し広く取るとなると侵襲が大きすぎます。冠状動脈造影で異常の程度を把握しておかなければならないでしょう。場合によってはＰＴＣＡ（冠状動脈造影時に、狭くなっている血管を拡張する処置）が必要かもしれませんしね」

私は患者さんの病棟を訪問し、負荷心電図で異常があったこと、精密検査のための血管造影をして冠状動脈の状態を観察しなければならないこと、手術日までに予定が立たなければ、手術を延期しなければならないことなどを伝えた。

主治医から、放射線科の造影予定に明日キャンセルが入り、急遽《きゅうきょ》できるようになったという連絡をもらい、私はほっとした。

同時に心臓に対するエコー（超音波）検査（これを「心エコー検査」という）もしてくれるように依頼した。心エコー検査は、心臓の動きに問題があれば実際に画像でチェックできる検査であり、しかも、胸にエコーを当てるだけで、患者さんにはダメージを与えないという利点がある。

主治医の田中医師（仮名）が私の部屋を訪れたのは手術予定日の前日の夜だった。

「造影の結果ですが、左の冠状動脈（心臓にある三本の動脈の左側の太い動脈）主幹部に九〇パーセントの狭窄《きょうさく》（狭くなっている部分）があります。ほかにもほぼ一〇〇パーセントに近い狭窄が三か所に見られ、危険な状態です。右側には狭窄はありませんが、左側はかなり傷んでいます。血管拡張の処置をしていただきましたが、あまり広がりませんでした。心エコー検査で左心室前壁の動きが非常に悪いという結果も出ています。この状態で侵襲の大きな手術をするのは危険であるという循環器の医師のコメントもあります。外科としては先に冠動脈再建（冠動脈の狭くなっているところをほかの血管でつなぎ直す手術）を優先したいのですが、胆のうガンの進行も心配です。そこで同時に手術をすることを考えたいのですが……先生のご意見はいかがでしょうか？」

「同時手術は大変ですね。心臓の手術にはヘパリン（ヘパリンナトリウムという、血液が固まらないようにする薬物）を使いますし、そのあとに開腹術を連続でやることは、出血のコントロールができなくなる可能性があります」

私は慎重に答え、逆に質問を返した。

「胆のうガンの進行はどの程度でしょうか？」

「開けてみないとわかりません。CT像を見ると広がっていないと思われますが、胆のうガンであった場合、胆のうの摘出、胆道の再建、リンパ節郭清《かくせい》、場合により胆道、十二指腸の細かい再建が必要になり、五〜六時間の手術になります」

私は腕組みをしたまま考えた。

「フーム……どうしよう。同時手術では危険性が高すぎる。先に心臓の手術をせず、このままで冠血管拡張薬を十分に使うとともに、機械的に心臓を補助する装置をスタンバイさせ、そのうえで胆のうの手術をして、回復するのを待って心臓の手術をするしかないか……。本人や家族に十分危険性を理解していただき、最善を尽くすしか手がないかな……そうしよう……」

腕組みをした手をほどき、主治医に私の方針を説明し始めた。

現在飲んでいる薬剤をチェックする

病気のチェックのほかに、患者さんが現在飲んでいる薬についての情報も得ておく必要がある。次のような薬は、麻酔薬など手術中に使う薬を選ぶとき考慮に入れなければならないからである。

・冠血管拡張薬＝狭心症、心筋梗塞《しんきんこうそく》などに使う。
・カルシウムブロッカー＝狭心症治療薬や降圧剤として用いる。
・β《ベーター》ブロッカー＝降圧剤や不整脈治療薬として用いる。
・ジキタリス製剤＝強心剤。心不全治療薬。
・気管支拡張薬＝気管支ぜん息などに用いる。
・向精神薬＝精神安定剤／躁《そう》うつ病治療剤。
・ステロイドホルモン＝抗炎症剤／止血剤／免疫抑制剤。
・インシュリン＝糖尿病治療薬。
・抗凝固薬／血小板凝集阻害薬＝血栓の予防など血液が固まるのを防ぐ薬。
・そのほか、どんな薬でも。特に常用している薬については主治医や麻酔科医に伝えておくべきである。

麻酔科医によるチェック

手術することが決定して、麻酔科医にその旨伝えられると、麻酔科医は患者さんの情報を過不足なく収集して、綿密な麻酔計画を立てる。

まず、次のような事項についてチェックしておく。外科医のチェックと重複することがあっても、麻酔科医としての目でみておかなければならないのだ。

①日常生活の具合は普通か？　制限があるか？　患者さんの基本的な状態を知るためである。

②聴力や視力に問題はないか？　これも同じ意味を持っている。

③出血傾向はないか？　りんごをかじって歯ぐきから出血するようなことはないか、注射のあと、なかなか血が止まらないといった傾向はないか。このような情報は、手術中の出血に対応するとき役に立つ情報となる。

④消毒薬や絆創膏《ばんそうこう》アレルギーはないか？　手術の際、用いるものに対してアレルギーがあるなら、事前に知っておかなければならない。硬膜外麻酔用のチューブは絆創膏で留めるが、長時間使用するものなので、アレルギーがあるなら、はじめから対応を考えておかなければならない。

⑤腕や脚部に知覚障害や運動障害がないかどうか？　肘《ひじ》や膝《ひざ》・股関節《こかんせつ》を曲げたり伸ばしたりするのに障害はないかどうか？　これも手術に際して絶対に知っておかなければならないことである。

⑥義歯やぐらぐらした歯はないか？　人工呼吸のための気道を確保する気管内挿管が、支障なく行えるかどうか、患者さんの歯についての情報がなければあわてることになりかねないので

ある。
⑦意思疎通は十分にはかれるか？　なんらかの理由で患者さんと意思の疎通ができないと麻酔管理は難しい。医師の質問に対して返事はするのだが、実はボケが進んでいる患者さんで、正確な答えではなかったということがある。油断していると、いざというとき大変なことになるので、きちんとしたチェックが必要である。
⑧感染症疾患を保有しているか？　たとえば血液を介して感染するＨＩＶ（エイズウイルス）感染症など、その把握と対策はきちんとできているか？　これは医師側にとって重要な情報である。

麻酔計画が立てられる

これら術前に得られる患者さんの情報を十分考慮して麻酔計画は立てられる。

麻酔計画は「どういう方法で麻酔をするか？」ということはもちろんであるが、そのほか、手術前後と手術中に起こるかもしれないことのシミュレーションに基づく計画である。

この計画には、たとえば、この患者さんのこの手術は出血量が多くなりそうだから輸血をすることになるかもしれない。そうなった場合、全血（血液の成分ではなく、まるごとの血）でこのくらい用意しなければならないだろうとか、この患者さんには高血圧のコントロールにカルシウムブロッカーが投与されているが、術前のいつ頃まで内服してもらおうかとか、術後はICU（集中治療室）における管理が望ましいが、主治医や患者さんおよび患者さんの家族は、そのことを知っているのだろうか？　それにICUへの連絡はすんでいるのだろうか？

こんなことも麻酔計画には入ってくる。数え上げればきりがないほどである。しかしそこまで用意周到に麻酔計画を立て、患者さんの管理計画を立てなければ、手術を安全な医療として患者さんに提供することはできないのである。

患者さんが医師に聞くこと

さて患者さんも医師側から十分な情報を得て手術に臨まなければならない。まず手術が選択肢に入るような病気やケガで医師と話す機会を得たとき、どんなことを聞けばよいのか。ここでまとめてみることにしよう。

もちろんそのようなことはないと信じたいが、はじめから話し合う機会をつくろうとしない医師がいたら、これはもう論外である。

さて、聞きたいことをざっとまとめてみると、次のようなことがあげられる。

①病気の状態・ようすをしっかりと聞く。

②その病気に対してどんな治療法があるか、それぞれの治療法のプラス面とマイナス面（メリ

ットとデメリット）もあわせて聞く。
③その際、クオリティー・オブ・ライフの面も聞いておく。
④手術が選択肢としてあげられたとき、なぜ手術しなければならないのかを聞く。
⑤手術するとして、どのような手術であるか確認する。
⑥同時に麻酔方法とその効果や安全性も確認しておく。
⑦回復時の問題点を聞く。特に術後の痛みとその対策について聞いておく。
⑧退院、完治などのメドとなる月日を聞いておく。

①病気の状態・ようすを聞く

専門的には「病態」という。病巣の大きさや悪性度、進行度など、X線撮影のフィルムなどの検査結果を見ながら説明してくれるはずである。そのとき当然治療法にもふれることになるだろうが、自分のからだのことなのだから、しっかり病態を把握しておこう。

②治療法を聞く

その病気に対してどんな治療法があるかを医師は教えてくれる。そのとき、それぞれの治療法のプラス面とマイナス面を聞いておきたい。病気によっては治療を受けないとどうなるかも、選択肢に入れておきたい。どうしても、こうすればよくなるというプラス面だけが強調されがちだが、回復まで長時間かかるとか、今までできていたことができなくなるとか、薬を飲み続けなければならないとか、どんな副作用があるかといったマイナス面も率直に聞いておこう。プラス面を聞いただけでは、後悔するような選択をしかねないからである。

③クオリティー・オブ・ライフ（ＱＯＬ＝日常生活の質）の面を聞く

クオリティー・オブ・ライフは、患者さんにとっては治療成果の重要なポイントとなる。たとえば会社勤めをしているなら、復帰までどのくらいかかるのか、その後、営業活動は無理になるのかといった社会的活動の制約もＱＯＬに大いに関わることである。それぞれの仕事や家庭環境について、医師は詳しく知る由もないのだから、自分のしていること、したいことや、こうありたいと願っていることを医師に率直に伝え、それが治療によってどのような制約を受けるのか医師と相談してみよう。

病巣は除去できたが生きがいがなくなったというのでは、なんのための治療かわからない。治療前と同じ生活が無理でも、次のステップを考えられるような治療方法があるはずだ。場合によっては、手術などの積極的な治療は受けない、という選択もありうるのである。

④なぜ手術しなければならないのかを聞く

医師の示した治療法の中に「手術」が含まれているとき、なぜそれが選択肢に入ったのか、説明があるはずだ。手術以外の治療法との違い、そのプラス面とマイナス面などを教えてくれるだろうが、「(外科的)手術は最後の手段」と心に決めて、少しでも疑問の点があれば詳しい説明を求めてもよい。少しでも疑問が残ったら、ためらってもよい。迷ってもよい。納得いくまで話を聞くようにしよう。「(外科的)手術は最後の手段」なのだから。

⑤どのような手術か確認する

さて、患者さん自身のクオリティー・オブ・ライフを十分視野に入れながらも、「手術」を有力な選択肢にしたとき、それが具体的にどのような手術であるか、詳しく聞くことだ。

もちろんこの段階では手術を前提にした細かい検査を行っていないから、医師も最終的な方法までは話せないだろうが、それまで経験してきた症例などから、ある程度までは詳しく話してくれるはずだ。

それに「手術」とはいっても必ずしもメスを入れて、胸やお腹《なか》を開くものばかりではない。口や肛門《こうもん》から入れる内視鏡の先端に、切除装置(ワイヤーやレーザーなど、さまざまな切除装置がある)をつけて病巣を取り除く「内視鏡手術」や、お腹に穴を開けて、そこから病巣を取り除く「腹腔鏡《ふくくうきょう》手術」など、侵襲性の低い手術方法もずいぶん開発され、実際に用いられている。

そのような手術方法は選択できないのか、できないとすればそれはなぜなのか、といったことも確認しておく必要がある。

⑥麻酔方法を確認しておく

麻酔についても医師がきちんと説明し、最終的な選択は患者さんとその家族が行うべきである。

しかし、麻酔方法にどのようなものがあるかという知識は、ほとんどの患者さんとその家族は持ち合わせていない。それでほとんどの患者さんは「全身麻酔で手術を受けたい」と希望することになる。

ところが全身麻酔は本書でもくり返し指摘したように一〇〇%安全とはいえないし、本来なら「痛い!」と感じなければならないはずの痛みを感じさせない薬を使用するわけであるから、決してからだによいものではない。全身麻酔薬は言い換えれば中枢《ちゅうすう》神経毒であり、毒物ではあるが細心の注意を払って安全な範囲で慎重に使用しているというのが現状である。

全身麻酔は可能な限り避けるべきなのである。

ちなみに、下肢や下腹部の手術は脊椎麻酔や硬膜外麻酔を用いて行われるが、それでも十分痛みのない状態をつくることができる。もっとも、では痛みがなければそれでよいのか？という問題が残る。器具の音や話し声が聞こえると不安と緊張が高まり、痛みはないが苦痛を感じる、あるいは恐怖のあまり吐き気を催すというような状態におちいることもあるからだ。このようなときには、鎮静剤・催眠剤を使って眠ればいい。そのくらいなら全身麻酔のほうがよいと思うかもしれないが、眠っている状態と全身麻酔状態とでは質がまったく違う。眠っているときは自分で十分呼吸もできるし、刺激が加われば覚醒《かくせい》することもできるのである。

もう一つ注意が必要なのは局所麻酔である。全身麻酔でないから安全度が高いのかというと、必ずしもそうとはいえない面がある。

全身麻酔は、本書で詳しく記してきたように、患者さんのからだの状態を細かくチェックしながら実施するし、万が一悪い反応が起こったときの装置や薬品の準備も十分整えられている。しかし局所麻酔薬を使う小さな手術の場合、そのようなチェックや準備が不十分なケースも少なくない。そのような場合は、局所麻酔薬中毒やアナフィラキシー（アレルギー反応）ショックなどの緊急事態が起きたとき的確に対処できない恐れがある。

そうしたことも考慮に入れておいたほうがいいだろう。

⑦回復時の問題点を聞いておく

これはおもに、術後の痛みに対する具体的な対策や、回復途上でどのような不都合が起こるかといったことである。

術後の痛みは、術前には想像しにくいが、患者さんにとっては大きな問題となるものである。手術という非常に消耗する事態のあとで、さらに痛みが続くことは、患者さんのQOLを大いに損ねることになる。

持続硬膜外麻酔という方法なら、術後の痛みをコントロールすることも容易だが、ほかの方法、たとえばモルヒネを使う場合、どのようなことが起こるか、どのようなことに注意しなければならないかを聞くなど、痛みの程度や痛み止めの方法には、十分関心を示しておくべきだろう。医師が患者さんにそのことを伝えるべきであるのはいうまでもない。

また回復途上で、歩きにくくなるとか、むくみが出るとか、やはりQOLに関わるようなことが予測されるとき、医師はそのことを患者さんに伝えるはずである。目の前の手術にばかり気をとられて、そのあとのことを考慮に入れないのは、「まず手術ありき」という発想に基づく考え方である。話はその逆で、それによって何が起きるか。そのプラス面とマイナス面をあわせて医師から伝えてもらい、自分の態度を決めるべきではないだろうか。

⑧回復のメドを聞いておく

退院予定や、完治にかかる日数などは、治療法の説明があるとき、同時に伝えられるだろう。これは念のためあげておいた。

手術後の患者さんに必要なこと

さて今度は手術後のことである。「麻酔」と「手術」という侵襲によってからだじゅうに爆撃を受けた状態になっているところから、一人一人の患者さんがどう立ち直るか？　これも医師の重大な関心事である。

身体的な立ち直りと精神的な立ち直りのバランスも大切である。

「病《やまい》は気から」——わが国には古くからこの言葉がある。近代医学はあまりにも身体的な病理に目を向けすぎてきた。手術を受けた患者さんの精神的なサポートをどのように行うか？社会的なサポートをどのように可能にするかということに、ほとんど関心が向けられてこなかった。しかしこれからは、身体的な立ち直りへの支援と同時に、精神的な、そして社会的な立ち直りをどう支援していくかという学問体系や、その概念にのっとった専門医集団の存在が期待される。

その兆《きざ》しは随所に見られる。たとえばガン治療においては緩和ケアが叫ばれ、「死の医学」が発展し、「安らかな死をどのように可能にし、患者さんや患者さんの家族はどのようにこれを受容していくか？」といったことが問われる時代となってきた。今や精神腫瘍学（サイコオンコロジー）という分野が発展してきているほどである。

しかし、精神的な支援はガンの患者さんにのみ必要なわけではない。病めるもの、すべてに通じるものであるはずだ。精神手術学（サイコサージェリー）という言葉は現在のところまだないが、私は手術という侵襲を迎えうつ患者さんに対して、身体的な支援（麻酔や手術、そして術後の集中治療）のみならず精神的な支援をどのように行うか。そのことを考える専門集団が必要であると考えている。

手術に直面した患者さんは、驚愕《きようがく》し、不安になり、社会的な信用や仕事面での自信を失う結果になる場合も多い。家族も悲嘆に暮れ、沈みがちになる……。そうではなく、手術を受けた患者さんが、退院し自宅療養を経て、社会復帰して初めて、施行された手術が間違っていなかったということになる。私たちの喜びもそこにあるのである。

第九章　麻酔科医と手術室専属看護婦

【実例9】麻酔科医と外科系医師との意見が食い違うとき

消化器外科部長の日高（仮名）は精悍《せいかん》な顔を少し和らげながら、麻酔科医の私に言った。術前の会議の席上である。

「先生のおっしゃる意味は外科医として十分に理解できます。しかし今この患者はまったく食べることができません。転移もありますが、その症状は出ていませんので、主病巣だけ取ってあげれば、食事もできるようになり、ＱＯＬ（日常生活の質）が向上します。なんとかできないでしょうか？」

私も慎重に答えた。

「先生のお気持ちは十分私も理解できます。しかし、この患者さんの呼吸機能が悪すぎます。ベッド上で安静にしていても頻《ひん》呼吸をしています。検査データもパーセントＶＣ（肺活量の正常量の％表示）が四八パーセント、一秒率（一秒間に吐き出される呼気量の率）が五〇パーセントという数字を示しています。このデータでは、一般的には開腹手術に耐えられません。術中は何とかなるにしても、術後呼吸器合併症を起こす危険があります。それに、低栄養状態の結果と思われるのですが、血液の凝固因子が極端に減少し、出血傾向がありますので、針を刺してチューブを入れる硬膜外《こうまくがい》麻酔を併用することが不可能かもしれません。私としては麻酔そのものが大変危険であると考えますが……」

「そうですか、では局所麻酔で胃ろう（胃に管を通す）をつくって、そこから流動食を注入する手段をとることにしましょう」

「それならからだに与える影響も少ないでしょう」

私は日高が帰っていったあと、私の意見が本当に正しかったのだろうか？　と自問自答をくり返した。

患者さんからもう一度食事できるチャンスを私は奪ったのではないか？　ほかにやり方があったのではないか？　硬膜外麻酔を慎重にやれば、手術することもできたのではないか？

私は受話器を取り日高部長の部屋の番号を回した。

「日高です」

「麻酔科の弓削《ゆげ》ですが、先ほどの患者さんの件ですが、患者さんや家族にもう一度、麻酔や手術の危険性を十分お話しさせていただけますか？　どうも、私の決断が間違っているような気がしてならないのです。患者さんや家族の意見を聞きたいのですが……」

「患者さんに決めさせるということでしょうか？」

「いや、それは難しいでしょう。この手術はあくまでも私たちが決定しなければいけないと思いますが、患者さんや家族の意思にしたがって決めるのがベストなのではないかと思います。

患者さんや家族が危険性を十分理解したうえで、もう一度食べられる状態を希望されれば、我々も実現に向けて努力する、という姿勢でどうでしょう？」

「私も賛成です、先生のお時間がとれるときに病室においでください。今家族の方に主治医が話をしている最中ですから」

「わかりました、今からうかがいましょう」

私は受話器を置き、白衣を着て「第四病棟に行ってくる」と秘書に伝え、階段を下りた。

「やることになるな……やるとすれば僕自身が麻酔をしなければいけないな……」

麻酔科医という臨床医集団

麻酔管理を専門とする医療職能集団の医師を麻酔科医という。

麻酔学の必要性は昔からいわれていたが、実際に医学の一領域として確立したのは一〇〇年ほど前のこと。わが国に麻酔科医が誕生したのは第二次世界大戦後であり、まだ半世紀ほどの歴史しかない学問体系である。

私が麻酔科医になった昭和四八（一九七三）年頃、わが国に「私は麻酔の医者です」といえる専従の麻酔科医は六〇〇人ぐらいしかいなかった。

私の高校の同級生たちに自分が麻酔科医であると説明しても、誰一人、麻酔科医が何をする医師かということについてはわからなかった。内科医や外科医のようには知られていなかったのである。

しかし、このことが逆に、私に麻酔・蘇生学《そせいがく》をライフワークとさせた。麻酔・蘇生学の必要性や深さをいろいろな人に教えなければならない、もっともっと麻酔科医を増やさなければならない、という思いが強くなった。

それから四半世紀たった現在、私が決意した当時の一〇倍以上にあたる七〇〇〇人近い麻酔科医が、麻酔管理を含む手術患者の管理に従事している。

麻酔科医は手術患者の「麻酔管理」はもとより、手術後の患者さんの「全身管理」、救急で搬送されてくる患者さんに対する救命処置、痛みを訴える患者さんの治療など、幅広い領域をカバーしている。

麻酔科医が行う医療は患者さんの「全身状態」の診断であり、治療である。そのため、麻酔科医は、一人前になるまでに全身麻酔のトレーニングを受けるほか、呼吸のための気道管理、人工呼吸のための気管内挿管、手で行う人工呼吸、血流や血圧に関わる循環管理、栄養に関わる代謝管理を修得する。

こうした「全身管理」の技術や知識は、何も全身麻酔を受ける手術患者にのみ適用されるものではなく、広くすべての医療に役立つものである。

私は、麻酔科医がその病院に一人でも多くいることは、その病院の機能を高めることになると思っている。

全身管理のノウハウを修得した麻酔科医の存在は、その病院全体の全身管理の質を向上させるからである。もちろんそれによって患者さんは安心して医療を受けることができるようになる。手術中はもとより手術後の合併症も減少し、手術後の痛みも十分コントロールしてくれる。医療の側でいえば、外科医は安心して手術に集中できる。また、手術後の集中治療を中心にした患者管理も、麻酔科医の存在によってその機能を十分発揮できるし、救急の現場でも救急蘇生を中心にした医療を可能にする。こうした幅広い対応が可能になるのである。

一般に、麻酔科医、放射線科医、臨床病理専門医は、中央部門的な役割を果たす医師であり、これらの医師が多くいるほどその病院は十分機能するようになる。この三科は、内科や外科などすべての臨床科が関係を持ち、日々利用する臨床科だからだ。

しかも麻酔科医が日頃から各臨床科の医師と、手術や術前術後の患者さんの医療を通して、親密な関係を保持していることも、横の連絡をスムーズに行う医療体制の、確立・進歩に大きな力となるはずである。

また、神経ブロックを中心とした「痛み治療」のできる臨床医として、その病院のペインクリニック・センター的な役割を果たすこともできる。

しかし、こうした側面を持つ麻酔科医だが、根本的な問題も抱えている。それは麻酔科医の自立性の確保という問題であり、医療経済と深く関わっている。

病院は収入を上げなければならない。本来医療とは収入を度外視したものでなければならないが、自由主義社会において医療経済は、大変重要なポイントである。病院の収入は外来診療費、入院費、検査費、薬剤費に加え、手術料が大きなウエイトを占める。その中に全身麻酔料が含まれる。この麻酔料は麻酔科に支払われるのではなく病院（正確には各科の手術料として）に支払われる。これは早急に解決されなければならない問題である。私は麻酔科医が手にする金額の問題ではなく、麻酔科医の自立性の問題として、この問題の解決を急ぐべきであると考えている。

手術室専属看護婦

手術室専属看護婦についていうと、手術室が一〇部屋程度の手術部には約三〇人から三五人の専従スタッフ（手術室専属看護婦）が必要である。このスタッフが、夜勤・深夜勤を含む三交代で勤務する。昼夜を問わない緊急手術も少なくないからだ。

手術室に看護スタッフがそれほど大勢必要なのだろうかという疑問を抱く人がいるかもしれない。患者さんが麻酔状態で、意識はなく、何も苦痛を訴えないのだから、と。

しかしそれはとんでもない誤解である。手術室専属看護婦には次のような膨大な仕事が待ち構えている。

まず、手術室の準備である。必要な手術器具を準備する。手術方法によって必要な器具がすべて違うから、専門的な知識と細心の注意が要求される。必要な薬品の準備も同じように行わなければならない。

そして、麻酔科医が行う麻酔準備の介助をし、手術中は「器械出し」（執刀医が必要とする器具を、適切に順序よく手渡し、使用したあとに引き取る）や、「外回り看護婦（間接介助者）」として、麻酔科医を介助し、患者さんの全身状態に関する看護（出血量の測定、尿量のチェック、体温のチェックなど）を行う。緊急の場合は、そこで必要となる手術器具や薬品を搬送《はんそう》しなければならない。

医師にメスを渡す看護婦

「器械出し」は、器械出し看護婦として自立するのに何年もの修業が必要とされるほど難しい。

たとえば、皮膚切開→止血→脂肪や筋肉の切除→止血→腹膜切開→止血……と、お腹《なか》を開いて行う手術、つまり開腹術の場合はこのような順序でスムーズに進行しなければならない。手術にもリズムがあり、必要なときに必要な器具が出されないとそのリズムが狂うことになり、思わぬ大出血を引き起こしたりしてしまう。

器械出し看護婦（介助者）はいろいろな手術の進行を熟知し、また執刀医の性癖をも熟知していなければならない。

手術の進行を直接観察しながら、手際よく進める……熟知した看護婦と未熟な看護婦とでは、手術にかかる時間や出血量に、明らかな差が出るものである。

患者さんを介護する看護婦

「外回り看護婦」の仕事も難しく、その役割も大変重要である。

麻酔科医を介助し、患者さんの全身状態を麻酔科医とともにケアすることを業務とする。

この仕事も長年の修業と経験を必要とする。術中に起こるさまざまな合併症を未然に防ぎ、ミスのない手術室管理を遂行させるためには、日々経験を積み、手順よく、慎重に、業務をよどみなく進行しなければならないのである。

手術が終わると、「器械出し」など直接手術の介助についていた看護婦は、患者さんが搬送された後の手術室に残り、散らかった手術台周辺を整備・清掃し、使用した手術器具をすべてきれいにして器材洗浄室へと送る仕事を行う。「外回り看護婦」は麻酔科医の麻酔覚醒《かくせい》を介助し、その後患者さんを回復室に搬送し、観察ケアを行う。

これらすべてが手術室専属看護婦の行う業務である。

全体として大変な業務量である。しかも、片付けている最中に緊急手術が飛び込むなどということはしょっちゅうである。その場合、臨機応変にあいている手術室を準備し、看護婦の配置を考えることになる。

手術室専属看護婦は優れた看護婦

看護婦の仕事を夢見て白衣を着る若者の多くは、手術室よりも、病棟での患者さんとの看護接触を希望する。

もちろん病棟での患者さんとの接触も大切である。看護婦となる動機の大部分はやはり「患者さんとの接触」であろうし、病棟の看護活動が充実していないわけではない。

しかしそれでも私は、手術室看護は看護の基本であり出発点であると、いつも言っている。

たとえば、現在の看護学校や看護学科では、かなり詳しく臨床医学を勉強するが、解剖学の実習はない。もちろん、教科書やスライド、写真などを見て解剖学の勉強はするが、実際のからだを見るわけではない。ところが手術室専属看護婦は、来る日も来る日も、一番見やすい位置で、しかも生きた解剖学を学習することができる。

脳はどんなものか？　肺の色はどうなのか？　心臓が拍動しているときはどのように動くの

か？　胃と胆のうはどのような位置にどのような大きさで存在するのか？　手術侵襲《しんしゅう》が加わると体内のようすはどのように変わっていくのか？　等々、日々の仕事の中から学ぶことはあまりにも多い。

さらに手術室専属看護婦は、ほかでは得がたい経験をする。全身麻酔を介助したり、出血性ショックにおちいる患者さんの治療の介助を、毎日現場で修得する。急激な変化が患者さんに起こったとき、その原因は何であれ、早急に救急的な対応をしなければならないが、手術室専属看護婦は日々こうした緊急対応を経験するのである。

また、全身麻酔中の患者さんは決して自分の言葉で苦しい……とか、痛い……とか表現してはくれない。そこで、患者さんが出す種々のサインをきちんとキャッチし、患者さんが口に出して訴えなくても、そのサインをつかむトレーニングを積むことになる。

この経験は病棟に配属されても、あるいは外来や検査室に配属されても、大いに役立つ知識であり、経験である。私は、手術室専属看護婦の経験を持つ看護婦は、どの部署に配属されてもその経験を生かし、優れた看護婦として活躍できると確信している。

さらにこんなスタッフも

これまで述べてきた手術室スタッフのほかにも、手術に使われる特殊な機器類のメンテナンスや実際の運用に携わる「臨床工学士」という特殊資格を有した専門職スタッフも必要である。また、看護助手業務を専門に行うスタッフも必要である。現在、手術室は、本来看護婦の業務ではない種々の業務を、手術室専属看護婦が行うことによって維持されている面が多い。一日も早く本来の姿に近づけるためにも、補助業務を行う人員の確保が急務である。

これらの人々の共同作業により一つの手術が安全に終了することが可能になる。

専属の薬剤師も必要と思うが、現在のところ、わが国には手術室に専属の薬剤師を確保できている手術部は、私が知る限りではない。

また術中にX線撮影を必要とする手術が近年急増している。したがって本当はX線技師も専属でなければならないが、これも確保できていないのが実状である。

手術という医療はチーム医療であるから大変優れた外科医が一人いてもうまくいかない。いろいろな機能を、いつでもベストの状態で患者さんに提供できるスタッフを整えることが急務であると私は考えている。

病院と社会を結ぶスタッフ

入院から社会復帰までの、病院と社会を結ぶプロセスで、患者さんを支援する専門職員と患者さんが、どのように連携できるか？　またその情報が、治療に携わった私たち医師にどのように的確に伝えられるか？　こういった問題を解決するためのシステムの構築も大切である。

わが国には、病院と家族を含む社会とのかけ橋となる、ソーシャルワーカーやケースワーカーなど、社会福祉の専門家をきちんと配備している病院は少ない。特に国立病院や大学医学部附属病院においてはこの種の専門家が少ない。このようなシステム構築の面において一歩も二歩も欧米諸国に遅れをとっている現状を、私たちは知らなければならない。

病める者や弱者を、身体的のみならず、精神的にも社会的にもサポートするシステムが構築されて初めて、成熟した国家・社会といえるのではないか。私はそう確信する。

手術とインフォームド・コンセント

手術という医療は、それだけ万全を期した体制のもとに行われるべきものなのである。くり返して言うが、「手術」は唯一合法的に人を傷つける行為なのだから、これを実施する側は、それだけの認識を持たなければならない。

また、患者さん側も、医師任せにしないで、自分にとって最もよいと思われる方法を選択し依頼することを、追求するべきではないだろうか。

手術は、最も緻密《ちみつ》なインフォームド・コンセントが求められる医療の一つであることを、あらためて認識しておきたいと思う。

おわりに

本書執筆を強く動機づけられたのは、私が日々接している手術や麻酔について、一般の方が、肝心のことをほとんど知らされていないという事実を、編集者との突っ込んだ話し合いを通して痛感させられたことにある。

もちろん、手術に直面した患者さんやその家族には、医師から手術や麻酔の一つ一つの方法などについて、それなりに詳しく説明される。しかし、その説明を正しく理解するための基本的な情報が、一般の方には決定的に不足している。

医療分野においても情報開示の大切さが叫ばれる時代に、手術と麻酔に関する基本的な情報は開示されていないにひとしい状態だったのである。

私が、手術や麻酔に関するガイドの必要性を感じ、執筆に取り組むことになった理由はここにある。

たとえば私は、この本の中で、手術や麻酔の「侵襲性《しんしゅうせい》」を強調した。

これは読者をして、手術や麻酔をいたずらに恐いものだととらえさせようとしたためではない。むしろ、手術や麻酔の必要性と安全性を理解するためには、危険性や問題点もあわせて知る必要があることを強調したかったからである。手術や麻酔が「侵襲的な医療」であるということは、基本的にして重要な情報なのである。

手術が唯一合法的に人のからだに傷を負わせる医療であること、それによって起こるからだの異常な反応を抑えるために麻酔があるということ、また、全身麻酔は、人の生命活動の根幹をなす中枢《ちゅうすう》神経の活動を抑制する（たとえば、全身麻酔によって意識は失われ、呼吸も止まる！）医療であること。これが手術や麻酔の「侵襲性」の実際なのである。

さらに詳しく、手術や麻酔のどこがどのように侵襲的であるかの知識を得ていれば、いざ自分や家族が手術を受けなければならなくなったとき、医師からどんな説明を受ければよいか、どんな質問をすればよいか、おのずと明らかになってくるだろう。

また、どんな小さな手術であっても、あるいは局所麻酔のような簡単そうな麻酔であっても、決して安易に行ってはならないことも、十分理解できるはずだ。

このような基本的にして重要な情報を開示した本書により、手術や麻酔について、その本当のところをたくさんの読者に知ってもらい、理解を深めていただけると確信している。

そしていま私はあらためて思う。手術は人生の「縮図」である、と。

手術室の中では毎日違った人の手術が行われている。

患者さん一人一人にその人の人生があるのと同じように、手術という医療に携わる人々にも各々の人生がある。

手術室で時を刻む時間は同じように流れても、ある人は手術という侵襲を患者さんに加える立場にあり、ある人は「痛み」を取り除く立場にあり、またある人は手術という侵襲を受ける立場にある……。

そのようないろいろな人生があり、いろいろな立場があることを踏まえて、手術という人生の「縮図」を、本書で忠実に再現できたと感じている。

最後に、本書の内容を一般の読者にわかりやすいものにするために、多大なご協力をいただいたカマル社の桑原茂夫氏に心から御礼申しあげるとともに、本書全般について温かいご助言を頂いた集英社新書編集部に深く感謝の念を表します。

平成一二年三月・広島市にて

著者記す

弓削孟文（ゆげ　おさふみ）

一九四七年広島県生まれ。広島大学医学部卒。同大学医学部麻酔・蘇生学教授。一九八一～八三年米国エール大学医学部麻酔学教室在籍。九一年から現職。一貫して麻酔患者管理に関する臨床活動と基礎的研究を続けている。日本麻酔学会評議員。主な著書に『優れた臨床麻酔科医となるための戦略』（真興交易医書出版部）など。

集英社新書〇〇三〇I

手術室《しゅじゅつしつ》の中《なか》へ

二〇〇〇年四月二二日　第一刷発行
二〇一三年六月　八　日　第一一刷発行

著者……弓削孟文《ゆげおさふみ》
発行者……加藤　潤
発行所……株式会社集英社
東京都千代田区一ツ橋二-五-一〇　郵便番号一〇一-八〇五〇
電話　〇三-三二三〇-六三九一（編集部）
〇三-三二三〇-六三九三（販売部）
〇三-三二三〇-六〇八〇（読者係）

装幀……原　研哉
印刷所……大日本印刷株式会社　凸版印刷株式会社
製本所……加藤製本株式会社
定価はカバーに表示してあります。

ISBN 4-08-720030-2 C0247

Printed in Japan

a pilot of wisdom

a pilot of wisdom

集英社新書　好評既刊

老化は治せる
後藤 眞　0683-I
老化の原因は「炎症」だった！ 治療可能となった「老化」のメカニズムを解説。現代人、必読の不老の医学。

千曲川ワインバレー 新しい農業への視点
玉村豊男　0684-B
就農希望者やワイナリー開設を夢見る人のためのプロジェクトの全容とは。日本の農業が抱える問題に迫る。

教養の力 東大駒場で学ぶこと
斎藤兆史　0685-B
膨大な量の情報から質のよいものを選び出す知的技術など、新時代が求める教養のあり方と修得法とは。

戦争の条件
藤原帰一　0686-A
風雲急を告げる北朝鮮問題など、かつてない隣国との緊張の中でいかに判断すべきかをリアルに問う！

金融緩和の罠
藻谷浩介／河野龍太郎／小野善康／萱野稔人　0687-A
アベノミクスを危惧するエコノミストたちが徹底検証。そのリスクを見極め、真の日本経済再生の道を探る！

消されゆくチベット
渡辺一枝　0688-B
中国の圧制とグローバル経済に翻弄されるチベットで、いま何が起きているのか。独自のルートで詳細にルポ。

荒木飛呂彦の超偏愛！映画の掟
荒木飛呂彦　0689-F
アクション映画、恋愛映画、アニメなどに潜む「サスペンスの鉄則」を徹底分析。偏愛的映画論の第二弾。

バブルの死角 日本人が損するカラクリ
岩本沙弓　0690-A
バブルの気配を帯びる世界経済において日本の富が強者に流れるカラクリとは。危機に備えるための必読書。

爆笑問題と考える いじめという怪物
太田 光／NHK「探検バクモン」取材班　0691-B
いじめはなぜ起きてしまうのか。爆笑問題が現場取材し、尾木ママたちとも徹底討論、その深層を探る。

水玉の履歴書
草間彌生　0692-F
美術界に君臨する女王がこれまでに発してきた数々の言葉から自らの闘いの軌跡と人生哲学を語った一冊。